健口長生きのひみつ

お口の中をきれいに！

週2回の口腔ケアで「誤嚥性肺炎」入院がゼロに！

歯科衛生士事務所「ピュアとやま」代表
芸人おんなきよまろ
精田紀代美 著

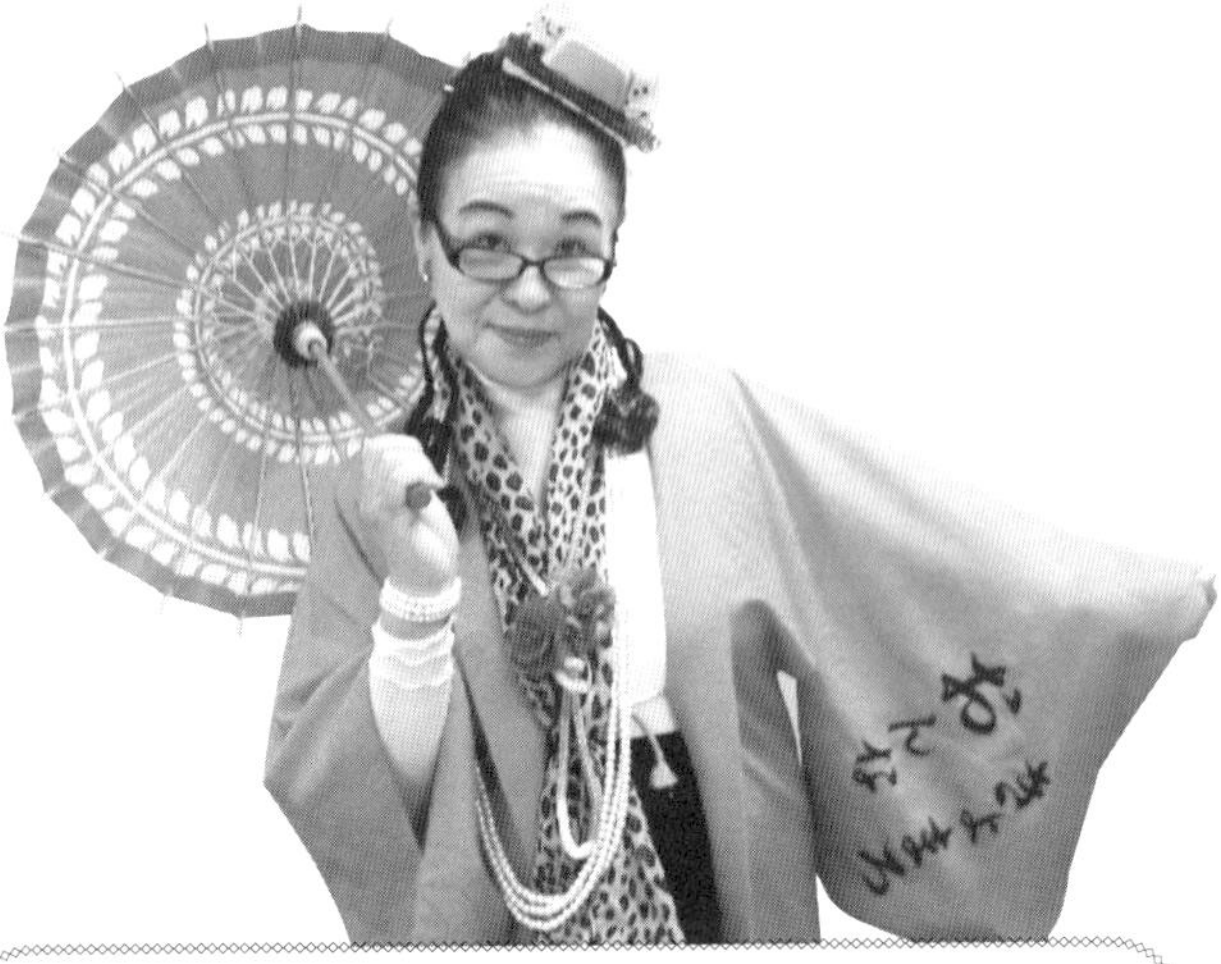

私たちは、歯科衛生士としての
医療行為はいたしません。
皆様の歯とお口をキレイに
するケアのお手伝いをします。

精田　紀代美

人呼んで「おんなきよまろ」本業は歯科衛生士でございます

水谷もりひと（みやざき中央新聞・〝魂〟の編集長）

私、芸名を「おんなきよまろ」と言います。3年前に富山でデビューしました。今日は『おもしろ健口（けんこう）長生きのひみつ』と題してお口の話を致します。

皆さん、日本にお口って何個あると思いますか？　1億2700万個です。それがみんな私たち歯科衛生士のビジネスチャンスです。（笑）

私は、日頃は老人ホームに行って、明日死ぬかもしれないというお年寄りの口の中をきれいにしています。この仕事を年間280日ほどやっています。

なぜそんなお年寄りの口の中をきれいにしているかと言いますと、実は平成21年に国が「もっとお年寄りの口をきれいにしなさい」と、要介護者への口腔ケアを推進する事業を始めたからです。それで私たちの仕事が増えました。

歯がなくても丸干しイワシ

皆さんは「金さん銀さん」をご存じでしょ。あのお二人が100歳の誕生日の日にテレビに出られてこうおっしゃっていました。「何でもうまい、うまい」と。司会者の方が「何が美味しいんですか?」と聞いたら、「イワシをカランカランに干して、硬くなった丸干しをほんのちょっと焼いて、骨ごと頭から尻尾まで毎朝食べる」とおっしゃったのです。

金さんには歯がありませんでした。銀さんにはまだ5本ありました。

私は歯科衛生士学校で「80歳になったら歯を20本持っていないと丸干しイワシは食べられない」と習ったので、「歯がない金さんと5本しかない銀さんが毎朝、丸干しイワシを食べるなんてあり得ない」と思ったんです。口腔ケアの専門家ならみんなそう思います。

だから、ある歯科医が本当にその口で丸干しイワシが食べられるのか、わざわざ金さん銀さんの家まで見に行かれたんですね。

その歯科医さんが金さん銀さんの了解を得て、お口の中をカメラで撮影しました。レントゲンも撮りました。ビックリしました。金さんも銀さんも歯茎がとても大きく、ゴンゴンテカテカだったんです。その歯茎が歯の役目を果たしていたんです。これなら丸干しイワシを食べられると思いました。

昔の女性はたくさん子どもを産みました。1人産む度に2本ずつ歯が抜けていきました。金さんは14人、銀さんは5人の子どもを産みました。たくさん産んだんだからどんどん歯がなくなっていきました。

お二人は明治25年生まれです。当時は今のように医療保険制度もなく、入れ歯は硬い木を彫刻刀で彫って作っていました。でもそれが作れるのはお金持ちだけ。庶民はそんな入れ歯なんて作れません。お二人の家も貧しかったので入れ歯を作ることはできませんでした。だけど親から「歯がなくなったら歯茎が大事だよ」と教えられていたそうです。

お口をきれいにして朝ごはん

もうひとつ、金さん銀さんのお口の中を見てびっくりしたことは、舌がとてもきれいだったことです。とにかく普通の舌じゃない。ピンク色でも、白でも、茶色でも、黒でもないんです。金さんの舌は肌色で、すごくきれいな舌だったのです。

どうしてそんなにきれいな舌なのか。その歯科医はお二人と1日生活を共にして分かったそうです。

お二人は朝起きて洗面所に行くと、まずコップ1杯のお水でうがいをして、それから目ヤニを取って、そして銅線の針金を丸く輪にして、それで3回舌の掃除をするんです。舌の掃除が終わったら、顔を洗って、頭に椿油を付け、髪を丸めてだんごにして着物に着替える。帯を締めたら台所に行って、炊きたてのオボクサマ（仏壇に供えるご飯）を仏壇にお供えします。お経を唱え終わったら、そのオボクサマをさげて朝の食事です。

朝起きてすぐ金さん銀さんは口腔ケアをして、きれいなお口でご飯を食べていたのです。実はこれが正しい順番なのです。

でも、日本人は戦後の学校教育の中で何と習ったか。「食後に歯を磨きましょう」と習いました。これはアメリカから入ってきた教育です。日本人は戦前まで、朝起きたらまずお口をきれいにしてからご飯を食べていました。この順番、実はとても意味があるんです。

人間の口の中にはたくさんの細菌がいます。皆さんも時々「ゴホッゴホッ」とむせた経験があると思いますが、その時、口の中の細菌が唾液と一緒に肺に入ってしまうんです。それをそのまま放っておくと、体に抵抗力がなくなった時、誤嚥性肺炎という病気を起こします。これ、老人ホームでもかなり多いです。

ところが、この肺炎は1回罹っても死にません。でも5～6回繰り返すと命にかかわります。

1回入院するとだいたい100万円ほどかかります。5回入院したら500万円です。それを国が負担していました。

それで厚生労働省が平成21年に「お年寄りの口の中をきれいにして誤嚥性肺炎を防ごう」と言い出したのです。

しかし、私はその仕事をしながらこんなことを思うようになりました。「この口腔ケアはお年寄りにも大事だけど、元気な人たちにこそしなければならない」と。

それで私たちは今、いろんな世代の人たちに口腔ケアの大切さを伝える活動をしているのです。

（富山市主催の「福祉フェスティバル」での講演会／取材執筆）

はじめに

精田 紀代美

２０１８年、医学博士で京都大学名誉教授の本庶佑（ほんじょたすく）先生がノーベル生理学・医学賞を受賞しました。そのことを報じるテレビのニュースで、京都大学の学生さんの一人が「常日頃、本庶先生には、『教科書を信じるな！』と教えていただきました」と答えていたのです。私はこの「教科書を信じるな！」という言葉に自分の経験を重ねて強い共感を覚えました。

私は、地方公務員を50歳で早期退職して、何か現場で役に立つ仕事したいと、悩んだ末、人の口をキレイにする仕事を考えました。その時、歯科衛生士歴30年のキャリアを一つの〝強み〟にしようと、高ぶった気持ちで富山商工会議所に相談に行きました。

中小企業診断士さんと面談したとき、私の顔と身体からは、公務員時代に癖づいた県民に対して〝上から目線〟がにじみ出ていたのでしょう。また、教科書で習ったことを正しいと信じ、相手が理解するまで納得させる顔つきだったのでしょう。

中小企業診断士さんは私に、

「これから商売を始めるのなら、お客さんの望む事を、第一優先で考えてするんだね！」

と、一言おっしゃったのです。私が、意味がよく理解できない顔をしたら、

「例えば、君が僕の口に合う歯ブラシを進めてくれたとする。でも僕はその歯ブラシが好きではなかった。でも、君は、この歯ブラシは専門家の私が選んだ歯ブラシだから間違いないと売りつけるだろう。君の背中からたくさんの歯ブラシのオーラが出ている。

僕は100円の歯ブラシが1本欲しかっただけなのに……。

商売はお客さんが望む事、願う事を最初にしてあげてこそ、〝信頼関係〟ができる。今の日本の歯科業界だけでなくいろいろな業界に欠如している事は、この〝信頼関係〟、これにつきる!」

この中小企業診断士さんの言葉は、これまで18年間、私がこの仕事を継続できた〝礎〟になっています。唯一、足を向けて寝てはいけない方です。

現場に仕事の依頼がポツポツ来るようになったのは、起業して3~4年目頃からです。

もともと現場が好きでしたし、本音で話す人たちの言葉や会話は公務員時代とは大違いでした。興味津々、耳をダンボにしてお客さんの声を聞きました。

例えば、

①「歯医者さんで教えてもらう歯のみがき方は難しくて分かりにくい！」
②「歯医者さんで歯のみがき方を習い、習った通りにみがいて行くのに、まだ汚れていますね、と叱られた」
③「子供に夜は必ず仕上げみがきしてくださいと言われた。仕上げみがきは親子の戦場のようだ。はがいじめしているようで、かわいそうになる」
④「1歳半健診でフッ素を塗られてから、ますます歯みがきが大嫌いになった」
⑤「歯が生えたらすぐに歯ブラシでみがいて下さいなんて、出来るわけがない！」
⑥「歯医者さんから定期検診のはがきが来ると、どうしても行かないといけないの？　キャンセルすると怒られて乱暴な治療されるのじゃ？」

こんな生（なま）の声は、公務員時代には聞いた事がありませんでした。共通するのはすべて、私たちが上から目線で発していた事に対する市民の裏返しの本音です。一般市民が苦情対策として公務員に反論する文章の本が販売されていたほどです。

私は、その頃から「教科書を信じるな！」を経験したのです。私も上から言われた事をそのまま信じていた事に気付いたのでした。

今まで、歯科衛生士として間違った心構えで、皆様に指導していたと反省しています。大変申し訳なかったと皆さんに謝罪し、これからは謙虚な気持ちで本書の巻頭に掲げた理念に基づき、自分もスタッフも心がけるようにしています。

そうこうしている内に、いろんな方や団体から依頼が来るようになりました。

今では、現場稼動日数も増え、現在は、月平均30回～40回の依頼を受けています。現在はスタッフ3名で県内外に出前講座をしています。

「現場にヒント有り」をスタッフ間の合言葉に、日々新しい収穫を得ています。

本書には、これまでの常識とされた教科書には書いてなかった出来事や方法などを書きました。私たちが試行錯誤しながら探り当てた自信ある方法です。どこにもない新しい教科書になるのではないかと自負しています。

これまで疑問に思う事が、本書によって何か一つでも解決出来たら嬉しく思います。

また、ご意見やご感想も寄せていただければ幸いです。私たちの今後の仕事の糧とし、お役に立てられるよう努力するつもりです。

平成30年12月

健口長生きのひみつ●目次

1章　間違いだらけの昭和・平成の歯みがき指導

2章　正道を行く明治・大正の口腔ケア

3章　50歳で独立。歯科衛生士だからこそできる「歯とお口のケア」

4章 SEIDA式『はぐきパック&マッサージ法』「ウェルネスブラッシング法」

5章　誤嚥性肺炎入院がゼロになった!!

序章

「歯みがき」が警察沙汰に

❖「仕上げみがきはお母さんの役割」が虐待さわぎに！

平成15年の春、名古屋でこんな出来事がありました。

毎晩9時半頃になると、マンションのある一室から「ギャア～～！」という子どものすさまじい泣き声がします。隣のマンションの住人が、これは子どもの虐待ではないかと、警察へ通報しました。子どもの泣き声があまりにすごいのと、決まった時間に聞こえてくるので、だれしも「幼児虐待では？」と思うのも無理からぬことでした。

ところが、子どもの泣き声のするところへ、駆けつけた警察官が見たものは子どもに歯みがきをしているお母さんの姿でした。

しかし、歯みがきといっても、警察官も驚くような母子のポーズだったのです。

子どもをあお向けに寝かせて、その子どもの両手が暴れないようにお母さんの投げ出した足の太ももで押さえられ、足で子どもの両足を押さえて動かないようにし、歯みがきをやっていたそうです。

お母さんに警察官は、

「いったいだれがそんなことをして歯をみがけと言ったのか？」

と、尋ねました。

「歯科衛生士さんに3歳までにむし歯をつくったら、それは親の責任です。泣いても一時のことだから、寝る前には必ず押さえてでも仕上げみがきをしてくださいと指導されました」

と、お母さんは答えました。「仕上げみがき」というのは、子どもがみがき残したところを、お母さんが完璧にみがいていくことをいいます。

お母さんは、専門家の言うことに忠実に、指導されたとおり、子どもの歯をむし歯から守るため、子どもが泣き叫ぼうが、押さえ込んで仕上げみがきをしていただけなのです。

次の日の朝、警察は事実を確かめるため、保健所の所長に電話をかけました。夕べのあるマンションでの出来事を話し、そちらの歯科衛生士さんがそう指導しているそうだが本当かと尋ねたのです。

保健所ではだれが言ったか、犯人探しが始まりました。所長が歯科衛生士を呼んで、

「だれなの？　そんなことを言っているのは」

と尋ねました。４人の歯科衛生士が呼ばれましたが、共通の認識として、そう指導していますとその場では言うものの、あとで年配の衛生士と若い衛生士とで意見が分かれたと、私も人伝てに聞きました。

この仕上げみがき指導は全国的に徹底した流れではなかったものの、専門書などにも同じことが書かれていたのです。

たしかに、当時フッ素を塗ることがむし歯予防に効果があるとわかって、私も保健所在籍中、子どもの歯に徹底してフッ素を塗る業務がありました。

効果があるだけに、フッ素の予防を行なった地域、そうでない地域と、子どものむし歯の罹患率には大きな差が出ていました。そのため行為そのものが目的になり、子どものなかに多少嫌がって泣く子どもがいても、たしかにそれはほんの一瞬のこととして、優先されるのはむし歯予防だったのです。

この出来事があった地域では今も歯みがきとむし歯予防についての問答が続いているそうですが、富山でも、いえ、全国でこのような出来事は起きているような気がします。歯科衛生士として、長年保健所に勤務してきた私にも、子どもたちに無理強いしてきた行為は間接的であっても後悔の念として心に重くのしかかってきます。

さて、当時の子どもはこの歯みがきをどう記憶しているでしょうか。

泣き叫んでも許してもらえず、手足を羽交い絞めにされて、日頃やさしいお母さんも、この時とばかり一心不乱に自分の歯をみがく鬼のようで、ひたすら恐怖を覚えたに違いありません。

「歯みがき恐怖症」「歯みがきが苦手」「みがき残しが目立つ」などのマイナス点をつけられた子どもたちは、みがき方の問題ではなく、それ以前に精神的ダメージによるところに原因があるのです。

歯ブラシを見ただけで逃げ出したり、中には「歯みがき」という言葉を聞いただけで青ざめたりしてしまう子どもは、「歯みがき恐怖症児」といえます。歯みがきの思い出は、いじめられた感覚として深い心の傷になっているのです。

行き過ぎた指導が、かえってマイナスの結果をつくりだしてしまいました。

現在でも、意見は2つに分かれます。厳密にいえば、2つの意見のあいだで決めかねているお母さんたちもいますので、3つの意見といったほうがいいかもしれません。

つまり、判断できない子どもが嫌がるからといって、むし歯だらけにしていては、永久歯に悪影響を与え、大人になって後悔します。だったら少しくらい強引でもお母さんがみがき仕上げを断固としてするべきだという意見が1つ。

極端に嫌がる子どもを、羽交い絞めにしてまでみがき仕上げをするのは、ほとんど虐待のようで好きではない。子どもがかわいそすぎる。そこまでして歯をみがいてやるのは反対だという意見が1つ。

そして、その両方の意見ももっともなところがあるとして、複雑な気持ちのまま揺れ動いているお母さんたち。

いずれにしても、名古屋の例は、指導の行き過ぎとする反省点は否めません。仕上げみがきだけがむし歯予防のすべてであるかのような言い方、無理強い(むりじ)には注意するようになったということです。

このような出来事をふまえ、私の歯とお口 のケアサロン「Ｔｅｅｔｈ Ａｉ」では、子どもたちが少しでも楽しく気持ちよく歯みがきができないものかと、また歯みがき恐怖症になっている子どもが、どうしたら改善されるか、どのように改善されたか、試行錯誤してきました。

結果として、多くの子どもたちに成功し、富山県の母性衛生学会に自信を持って発表することができました。主な改善点は次のようなものです。

✽歯みがきは楽しい行為である
✽歯をみがいてもらうと気持ちがいい
✽子どもの口の中を、むし歯になりにくい環境にする
✽早くじょうずにみがけるようになれば、仕上げみがきは必要ない

当サロンに来店される子どものお客様のほとんどは、「嫌がって歯をみがけない子ども」「むし歯になってしまった子ども」「子どもをむし歯にしたくない」とおっしゃるお母さん方がほとんどです。

子どもが歯みがきを大好きになり、子どものむし歯がお母さんの責任という強迫観念から救って差し上げることができれば、歯みがきサロン「Ｔｅｅｔｈ Ａｉ」をスタートさせた私の目的の大部分は達成されるのです。

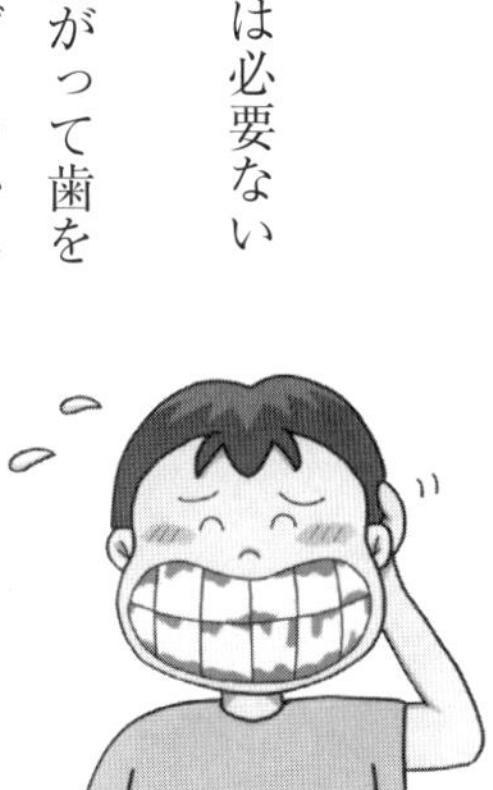

❖歯科衛生士の国家資格を生かす

「美の指標」という言葉をお聞きになったことがあるでしょうか。新宿を１００とすると、富山は０・５という比率で表わされるほど、メイクアップ化粧品が売れないそうです。

それなのに、私が「歯とお口のケアサロン」を富山で始めると聞き、なぜ都心からではないのか、どうせなら東京で始めたほうがいいのではという疑問をお持ちの方が大勢いらっしゃいました。なぜ、美意識においてそれほど感心のない県民の富山なのだろうと。

それは、自分のお店だけが繁盛してくれればいいという思いだけで、この事業を立ち上げたのではないからです。地域の活性化が叫ばれて久しいですが、依然として地方はさびれていくばかりです。地元を応援する気持ちから、まずは富山から発信していきたいと強く思ったからなのです。

ほかにも、「歯とお口のケアサロン」というものは地元でなければならない重要なポイントがありますが、歯科衛生士の就職という問題点とともに、このあとの章で詳しくご説明しましょう。

歯科衛生士は全国に約25万人いるといわれますが、約12万人しか働いていません。ということは、残りの約13万人が国家資格をもちながら歯科衛生としての仕事に従事していないということです。これでは資格を取っても日本社会のために働いているとはいえません。何のために学んできたのかもわかりません。

歯科衛生士の人たちが、勉強したことを生かし、すべての日本国民の歯が健康で美しく保つことができるお手伝いができたら、私にとってこんなにうれしいことはありません。

歯科衛生士13万人の雇用問題が解消し、独立の道が開け、地域活性化の一助となり、国民のお口は健康で美しくなる――。我ながら素晴らしいアイディアだと思っています。

❖口腔ケアで高齢者を見守り隊

高齢者介護施設などを回って口腔ケアの仕事をしていますから、当然多くの高齢者の方々と接する機会、お話しする機会があります。

高齢者の方々の共通点はいろいろありますが、とくに、若かりし頃の花形の話、武勇伝を話し始めると、とたんに皆さん意識がはっきりと目覚めてきます。一人ひとり長い人生を歩んできた道のりには、やはりそれなりの人生観というものがあります。

小学校の運動会で一等賞を取ったとか、青年団の団長をしていたとか、婦人会の会長で活躍していたかもしれません。

最近の若者は、お年寄りと一つ屋根の下に暮らすことも少なくなり、お年寄りの話を聞く機会がめっぽう少なくなっています。

そこで思いついたのは、例えば高齢者に人生観を語っていただき、それを若者にパソコンで記憶を残す作業をしてもらい、高齢者の口腔ケアとともに、年齢のギャップを超えたコミュニティーをつくっていくことです。それも地域活性化につながることだと確信しています。

現に、お年寄りの話を聞く若者は、自分には思いもよらないお年寄りの体験談や想い、ものの考え方に心を打たれ、素直に涙を流します。おそらく初めて耳にする話に多感な若者たちは感動するのだと思います。

人間死ぬときは、みな独りです。その孤独を思えばこそ、せめて自分が生きていたことをだれかに認めてほしい。死に逝く自分を看取ってほしいと思うのです。死んだことをだれにも知られず、ポツンと寂しく死んでいく自分を想像すると、いたたまれない気持ちになるのでしょう。

そしてお年寄りは、若い人たちに自分の人生観や体験を話すことで、次の世代に思いをバトンタッチしたような清々(すがすが)しい気持ちが生まれるようです。

これらのコミュニティーづくりを実践しながら、本業の口腔(こうくう)ケアのほうも確かな手ごたえを感じています。

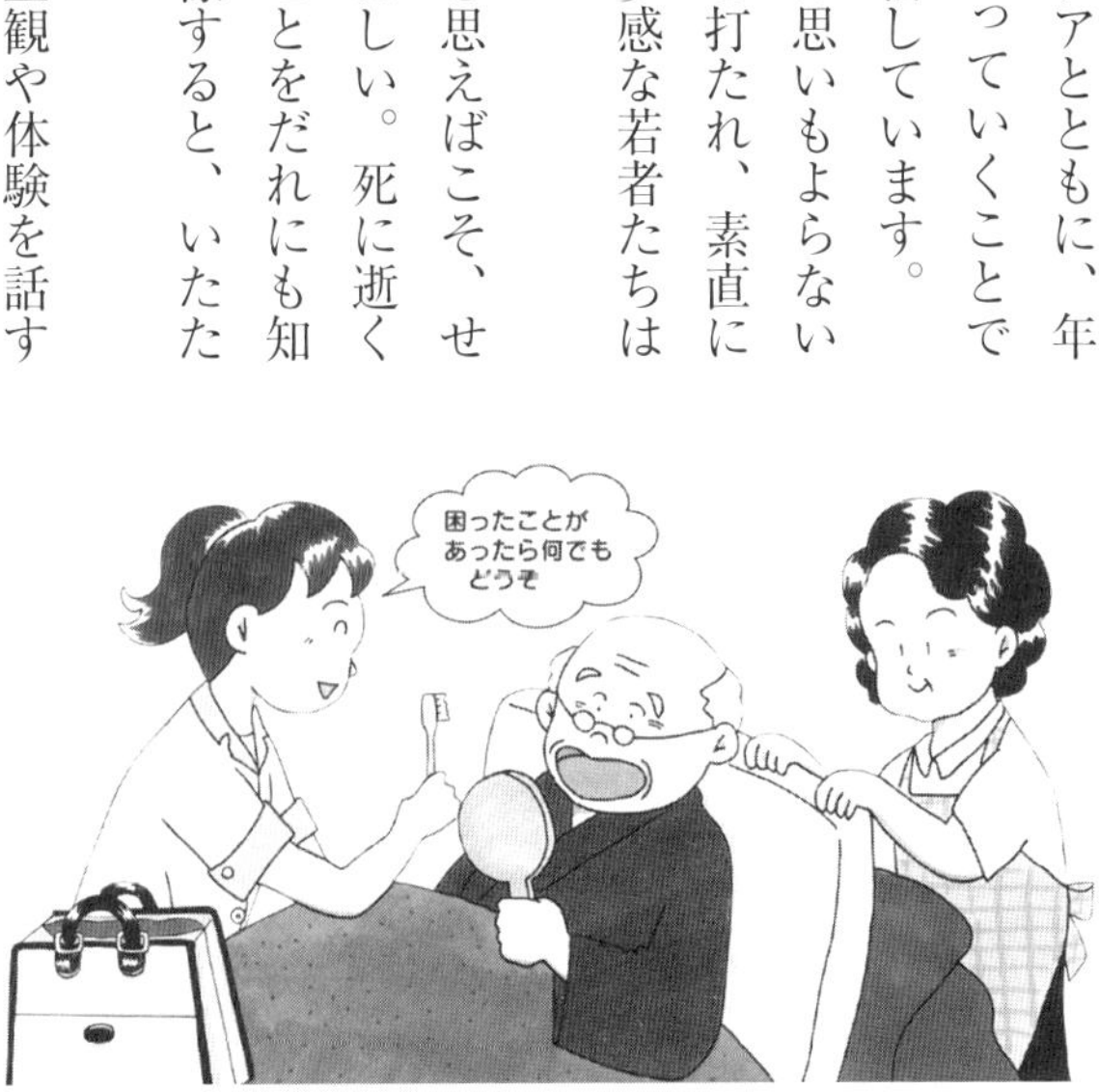

口がきれいになると、細菌がぐっと減ってきます。つまり悪玉菌が減るので善玉菌が増えてきます。善玉菌が増えると、物の味がよくわかり、食事がおいしくなります。また、口の中の消毒力、殺菌力が強くなるので免疫力も高まり、身体も元気になってきます。

つまり、口腔ケアをすることで、体調が全体的によくなってくるのです。とくに、口の中にあるツボを刺激しながらマッサージをすることは大変喜ばれます。口腔内のツボのマッサージについては、あとで詳しくご紹介しましょう。

❖軽視されがちな歯の健康

現代では、歯を清潔かつ健康に保つ歯みがき剤や歯ブラシ、キシリトールガム、他にも数え切れないほどのグッズが売られていますが、そのようないたれりつくせりの環境に反して、歯の健康グッズが何もなかった古代人に比べ、現代人は歯が不健康になっています。

要因の1つは、食生活の変化にあるようです。

人類が食べ物を煮炊きするようになり、食べ物がやわらくなることで人間の歯と顎（あご）は退化していきました。つまり、固いものを食べ、歯が十分に物をすりつぶし、顎を動かすことで歯と顎は成長していき、口内のバランスが保たれるのですが、現代人にはそれができなくなっています。

歯を十分に使うと、歯自体もすり減ってきます。この現象を咬耗と言いますが、この咬耗がさかんなことで、歯の保存が可能だったのです。

古代人に対して咬耗の少ない現代人は、唾液の分泌も少ないので歯周病やむし歯になりやすく、歯の保存はむずかしくなってきています。

さらに、現代では子どもの頃から固いものをきらう傾向にあり、顎の成長が悪く、親知らずが生えてくるスペースもないほど顎そのものも小さくなっています。骨量も減り、狭いスペースに無理に歯が生えるので、歯並びも悪くなり、噛み合わせも悪くなるという悪循環につながっています。

また、母乳が減り、人口乳が増えたことも原因の1つです。新生児の初乳は、母体から免疫を与えるとともに、口腔隣接部の筋肉や関節を鍛えていく役割があります。

赤ちゃんのときに十分母乳を吸うことで、しっかりとした顎が育ちますが、人口乳では口をあてがうだけで口に流れ込むものが多く、将

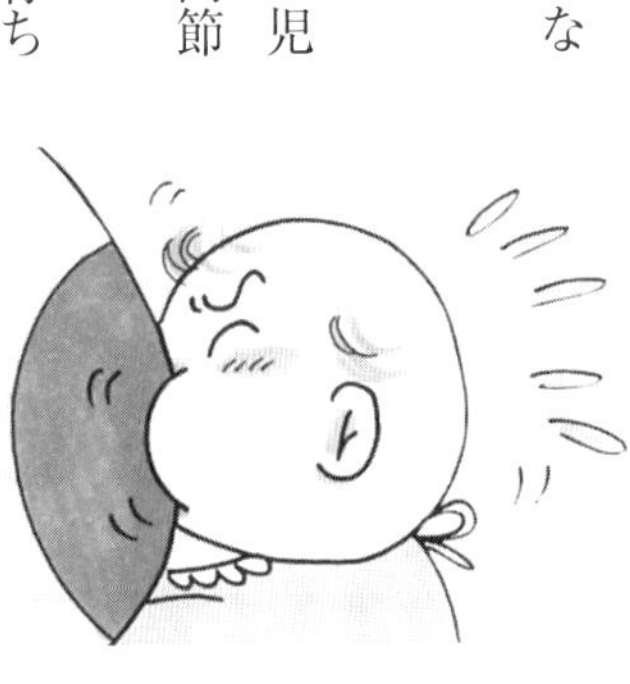

来の歯が生えてくる顎などの咀嚼系に十分な負荷を与えることができません。最近では、咬んだり、吸わなければ出ないように工夫された人口乳首も開発されていますが、すべてがそのようなものになっているわけではありません。

豊かな社会になり、食生活が変化したことが、皮肉にも現代人の歯を不健康にしてしまったのです。

また、食生活に重要な役割を担う歯は、身体全部の健康に影響を与えることにもなります。歯が健康な人は、全身健康といっても過言ではありません。歯が不健康な現代人だからこそ、意識して歯とお口のケアで健康美人、健康美男に変身しなければならないのです。

❖機械や器具も薬品も使わない

東洋医学には、未病という考え方があります。未病とは、病気ではないが、いずれ病気になるかもしれない状態のことをいいます。

中国では、2000年もの昔から、未病の時期に病気を治すのが名医と言われていました。また日本でも、江戸時代の儒学者貝原益軒（かいばらえきけん）の著書『養生訓（ようじょうくん）』には、病が未だ起こらない状態にあって養生が必要だが、そのまま放置しておけば大病になると、未病のことについて書いています。

未病を察知して治療をすると、それは危ういところで病気を予防したことになります。痛いところを治すのではなく、痛くならないようにするために予防しておくのです。

病院に行くことは、だれしも気が重いものです。耐え切れない痛みがあれば、そうも言っておられないのですが、できればそのようなことになる前に防いでおきたいわけです。しかし、そのような痛みがないときに、病院へ行くのもやはり億劫です。

しかし、医療ではなく、ケアサロンで気軽に病気が予防できるのであれば、社会貢献度は歯科医院よりも大きいかもしれません。


歯とお口のケアサロン「Ｔｅｅｔｈ Ａ・ｉ」では機械や器具も薬品も一切使わず、クリームとブラシだけを使い、あとは技術の提供だけです。ですから、技術料をいただいているわけです。

口頭で教えてもらってもわからないときは、やってもらうのが一番理解できる早道です。

たとえば、体のマッサージを人に教えるとします。

どのあたりをどのくらいの強さで押したりさすったりすればいいのか、口頭だけで習おうと思ってもなかなかうまくはいきません。ところが、肩の指圧やマッサージをちょっとやってもらっただけで、気持ちの良さを実感するとともに、力加減から位置からリズムまで、大まかなコツはあっという間に理解できます。

歯みがきもこれといっしょです。

「歯ブラシを鉛筆のように持って、歯の面に90度直角に当てて１００グラムから１５０グラムのストロークでみがきましょう」というのが、歯科業界の統一された正しい歯のみがき方ですが、そう言われてすぐ「はいわかりました」とみがける人はまずいません。

やってみたところで、それが正しいのかどうか、判断する術もないのです。

歯みがきグッズの販売店をしているときに、どうしても正しい歯のみがき方がわからないから教えてほしいと尋ねてきた娘さんに、私は一度やってあげただけで、

「初めてわかった！」

と喜ばれました。

そのとき、私もその娘さん同様、百の言葉で説明するよりも、一度やってあげれば言葉はいらないほどよくわかるということが、私にもよくわかったのでした。目からウロコの出来事でした。

それからというもの、私はこれが日本の新しい事業として成り立たせることが可能ではない

仕上げみがきのポイント

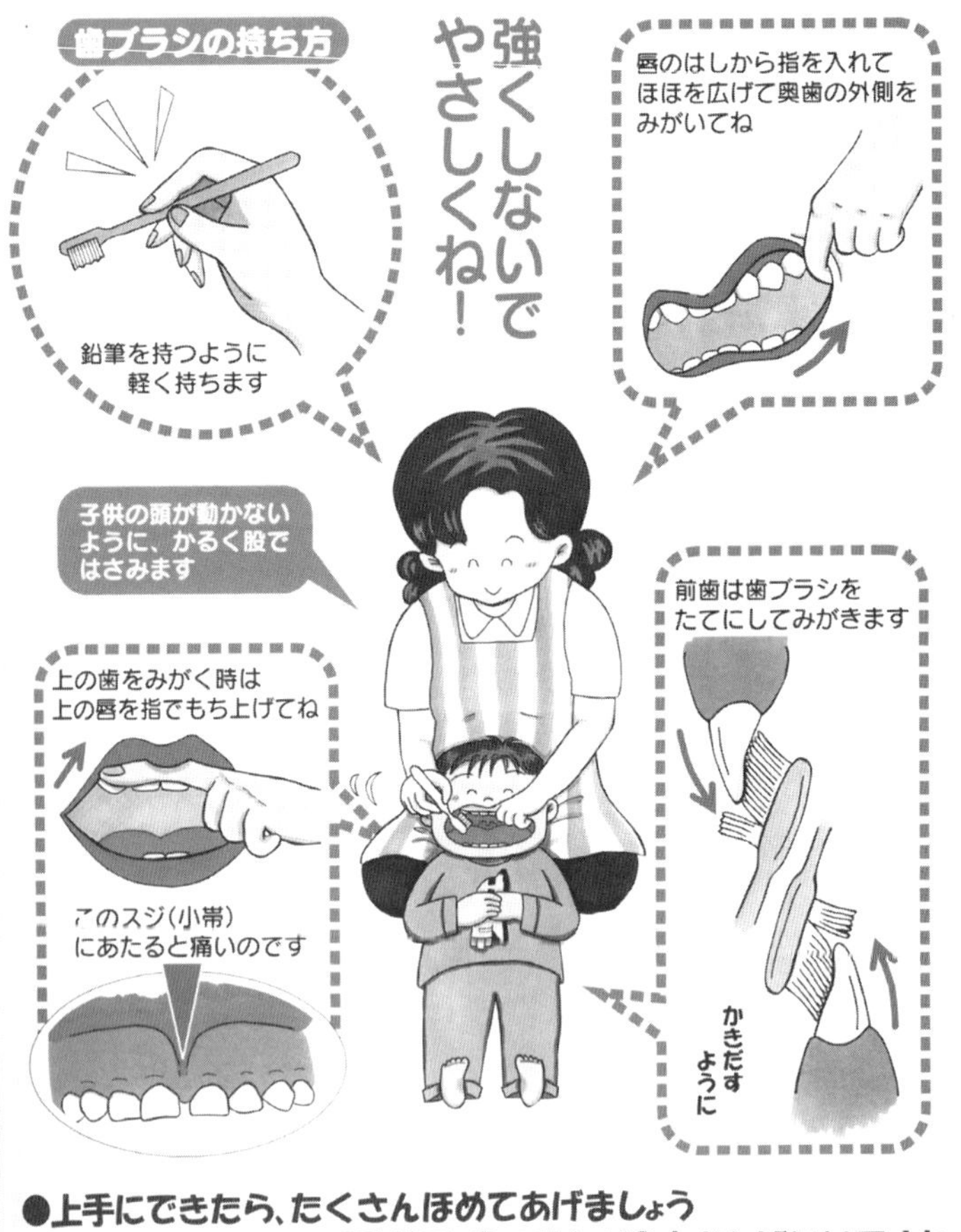

●上手にできたら、たくさんほめてあげましょう
●「仕あげみがき用」と「子供用」歯ブラシが2本あればいいですね

かと閃（ひらめ）いたのでした。この新しいビジネスを日本でつくれたら、地域活性化にも、歯科衛生士の独立にも、何よりもむし歯の予防に大きく貢献できると確信したのです。

私の挑戦はこのときから始まったのです。

❖変わる？日本の歯科業界

菊池恩恵（めぐみ）氏のお名前を聞かれたことがあるでしょうか。多くの短編小説から歴史長編ミステリー小説も書かれる小説家で、ほかにも版画家や書家といういくつもの才能をお持ちの方です。でも、何よりも切れ者の経営者というお顔のほうが歯科業界では通っているかもしれません。ちなみに筆名は菊池恩恵（おんけい）氏です。

じつは菊池氏は、株式会社コムネットの代表取締役でもいらっしゃいます。コムネットはコンピューターソフトウエアのシステム開発とサポートを主な事業内容としています。なかでも、歯科医院の経営向上のためには極めて尽力されています。

歯科医院のソフトウエアやツールを開発し、ノウハウを提供し、最終的には患者さんのための歯科医院づくりが菊池氏の目指すところです。

その菊池氏が、経済産業省から発せられた報告書に関して、専門雑誌「Together 2010.8/9 Vol.184」で次のような見解を述べていらっしゃいますのでご紹介します。（許可をいただきましたので、原文をそのまま記載しました）

菊地恩恵氏（株式会社コムネット・代表取締役社長）――――――

【「医療生活産業」という新概念】

6月30日、経済産業省は新しい医療サービスの市場拡大の方策を検討する「医療産業研究会」の報告書を公表した。それによると、医療に対する社会的ニーズのうち、公的給付（健康保険等）の必要のない需要に対する大きな市場を創出してゆくべき、としている。

（以下、経済産業省の記事を抜粋）

経済産業省　ニュース・リリース（平成22年6月30日付）

〔報告書の概要〕

本報告書では、医療を成長産業としていくためには、医療・介護機関や関連サービス産業等が自律的に対応できる仕組みを構築し、医療に対する社会的ニーズのうち公的給付による必要のない需要に対して、公的保険制度と組み合わせた大きな市場を創出していくべきと分析しています。

そのためには、

①医療と関わりのある個人や家族の生活を支えるニーズ〔病気にならないこと〔疾病予防〕や、病気と上手に付き合うこと〔疾病管理〕、リハビリを徹底し医療と介護の世話にならないこと〔介護予防〕、看取りにおける家族支援などの多種多様なサービス〕

②日本の医療サービスへの国外のニーズに対応した産業とその仕組みを創出することが重要であると提言しています。

これらのニーズに応えることで、医療や周辺産業が自律的に成長することを可能にし、それによって生み出される資本蓄積やイノベーションを公的保険制度にも反映することで財政や社会保障の充実と経済成長とを同時に実現することが期待されます。

報告書は、WHO（世界保健機構）が提唱する「プライマリーヘルスケア（PHC）」の理念を紹介し、日本においても健康状態の維持・改善に必要なあらゆる需要を地域レベルで統合するための手段として、疾病予防、健康増進、治療、社会復帰、地域開発活動すべてを包括するＰＨＣが求められている、とする。

病気にならない「疾病予防」をはじめ、病気と上手に付き合う「疾病監理」、リハビリを徹底して医療、介護の世話にならない「介護予防」、看取りにおける「家族支援」など、現在の「医療制度」、診療報酬のメニューに含まれない、ＱＯＬ（Quolity of life＝生活の質）の維持・向上を目的とするサービスを「産業化」しようという提言である。

それは「医療」でもない「介護」でもない「第三の分野」の医療の「周辺サービス」であり、報告書ではそれを従来の「健康サービス産業」プラスアルファの「医療生活産業」という新しい概念で表現している。

「歯とお口のケアサロン」ＴｅｅｔｈＡ·ｉは、まさにこの「第三の分野」の先駆けとなるビジネスモデルである。

【ＱＯＬを高めるチャレンジ】

もちろんこれには賛否両論があるかもしれない。「歯とお口のケアサロン」は「医療」の範疇ではないが審美歯科にとっては新しいライバルの出現となり、現役の歯科衛生士がサロン開業に流れてゆくとすれば、慢性的衛生士不足がさらに深刻化するとの見方もある。

しかし、精田氏が語るように、歯科のプロフェッショナルとして地域の生活者の予防と口腔のセルフケアの意識を高め、医療＝歯科医院への橋渡しをすることは歯科医療の幅と奥行きを拡大することにつながることは間違いない。

しかも多くの未就業の歯科衛生士の「潜在力」を引き出すことは、歯科医療界への復帰の可能性にも道を拓くだろう。歯科の専門性を、国民のＱＯＬを維持し高める仕事に生かす道をつくることは、大きな社会貢献につながる。

日本の疾病構造の変化、年齢構成など社会構造の急激な変化のなかで、「医療生活産業」が「医療」との相互発展を図りながら今後どのような展開を示してゆくのか、期待を込めて見守りたい。

＊――――＊――――＊――――＊――――＊――――＊

私は菊池氏のご意見に賛同します。世の中の流れを考えるに、菊地氏お考えのような道筋が今後の歯科業界を支え、ひいては地域の生活者を含めた国民一人ひとりが歯とお口の健康を維持していくことができると確信しています。

1章

間違いだらけの昭和・平成の歯みがき指導

❖歯をみがいてもらうと学習できる「歯ブラシの力加減やあて方」

養護教諭の方のお力で、中学校で最初に「歯のエステ」をさせていただけることになったときの話です。その日は、その学校の2年生380人を2限の授業でみがくという大変なスケジュールになりました。

計算してみると、歯科衛生士が8人必要になります。8人でダーッと並び、1人1分で仕上げるのです。仕事についていない歯科衛生士さんに声を掛け、8人を揃え、緊急でトレーニングを積みました。特訓の結果、2~3日で何とか全員一定のレベルまで技術を引き上げることができました。

仕事というのは段取りが大切です。県庁時代に鍛えられた企画の腕を使い、当日のキーポイントとなる8人の役割分担と時間の節約を考えました。担任の先生や校長先生も張り切って協力してくださり、前半190人、後半190人と半分ずつ入れ替えて行なっている大講堂での歯みがきも、スムーズに進行していきます。

8人の歯科衛生士が、黙々と子どもたちの前歯に「歯のエステ」をしていきます。中学生という年代は、前歯の永久歯のエナメル質が成熟しつつある時期です。みがけば光り、歯がキレイなエナメル質に変化するのです。作業しながらも、不思議な年代だと思いました。

中学生といえば自意識が強くなってくる年代です。普段は歯みがき指導をしようとしても、嫌がってみがかせない生徒も多くいます。けれども、私たちの無言の「歯のエステ」によって、子どもたちはきちんとみがき方を覚えることができました。

当日は時間の関係で、子どもたちの上の前歯だけをみがきました。すると不思議なことに、皆、自分で奥歯まで上手にみがけるようになったのです。前歯をみがいてあげただけで、頭で理解していなくても、身体の感覚で力のあて方を学習することができたのです。その様子を見て、担任の先生も驚いていました。

養護の先生が歯みがき指導しているのを見たとき、感じたことがありました。

たとえば「歯ブラシを鉛筆のように持って、歯の面に90度直角にして100グラムから150グラムのストロークでみがきましょう」という説明の仕方をするのです。生徒たちにしてみれば、難しくて何を言っているかわからないでしょう。

そうやってむずかしい言葉で長々と説明しなくても、ほんの1分みがいてあげた方がきちんと理解できるのです。力の加減を歯ぐきが覚え、歯ぐきが感じる加減に従って、手が力の加減を覚えるのです。

この中学の校長先生は、この時の実績を大変気に入ってくださいました。おかげさまで、「次の年も予算を取ったから、2年生全員に歯のエステ体験をさせてほしい」とお声をかけてくださったのです。

❖日本人は世界一歯みがき好き

日本人は、世界一歯をみがく国です。日本は、砂糖の消費量は世界で2番目に少ない国です。それなのにむし歯の保有率は世界のトップクラスにランキングされています。

逆に、歯にフッ素を塗るとむし歯になりにくいことが知られていますが、日本のフッ素使用率は世界最少です。

先日、私は、毎日昼食後に50分間も歯をみがいているという学校の先生に会いました。昼の1時間の休みのうち、10分ほどでご飯食べ、残る50分を歯みがきにあてているというのです。

その人の口の中を見せてもらったら、みがきすぎて歯が磨耗し、歯ぐきも薄くなっていました。そこまでみがかなくても、口の中のバイ菌の数を少なくすればいいのです。

しかし、歯みがき時間は5分では短い、10分、いや15分、それでも足りない。20分だ30分だと長くみがけばみがくほどむし歯や歯周病にならないと信じ込んでいる日本人がかなりいます。

「そこまでやっているのに、どうして日本人のむし歯や歯周病は減らないのか」とＷＨＯ（世界保健機構）は首をかしげています。

歯みがき世界一の日本と正反対の国があります。フィンランドです。驚くなかれ、フィンランドではあまり歯をみがきません。

「それじゃあ、子どものむし歯はどうするのか」という素朴な疑問がわくかと思います。

どうしているかというと、小中学校では給食の後にキシリトール入りのガムを配って噛ませているのです。

「たったそれだけで？」と眉唾（まゆつば）に感じるでしょうが、ガム１個で12歳の小学校６年生の子どものむし歯をゼロにしたというデータが出ているのです。

食後にキシリトールガムを噛むという習慣を子どもの頃身につけると、大人になってから、ごく自然に食後と寝る前にキシリトール入りガムを噛むようになります。

では、キシリトールのガムを噛んでいるとどうしてむし歯にならないのでしょうか。キシリトールというのは、フィンランドなど北欧産の白樺（しらかば）の木の樹液に含まれるむし歯にならない甘味料のことです。

キシリトールの糖度は砂糖と同じですが、カロリーが砂糖の4分の3しかなく、砂糖では感じない清涼感があるのでガムにはピッタリです。

砂糖は、ミュータンス菌が糖分を分解して発酵させるので、酸が生じ、歯のエナメル質を解かしてむし歯にしてしまうという欠点がありますが、キシリトールは、ミュータンス菌によって発酵しないので、むし歯にはなりません。

ミュータンス菌はキシリトールを取り込むと活動力が弱るというメリットもあります。キシリトールを長期間使っているとミュータンス菌の繁殖力を弱めるので、砂糖からも酸を生産できなくするという働きもあるのです。

ところで、私のサロンには長く通ってくださっているお客様が多くいます。月1～2回ぐらいの割合で来店される方が多いのですが、そういうお客様の口を見ているうちにわかったことがあります。

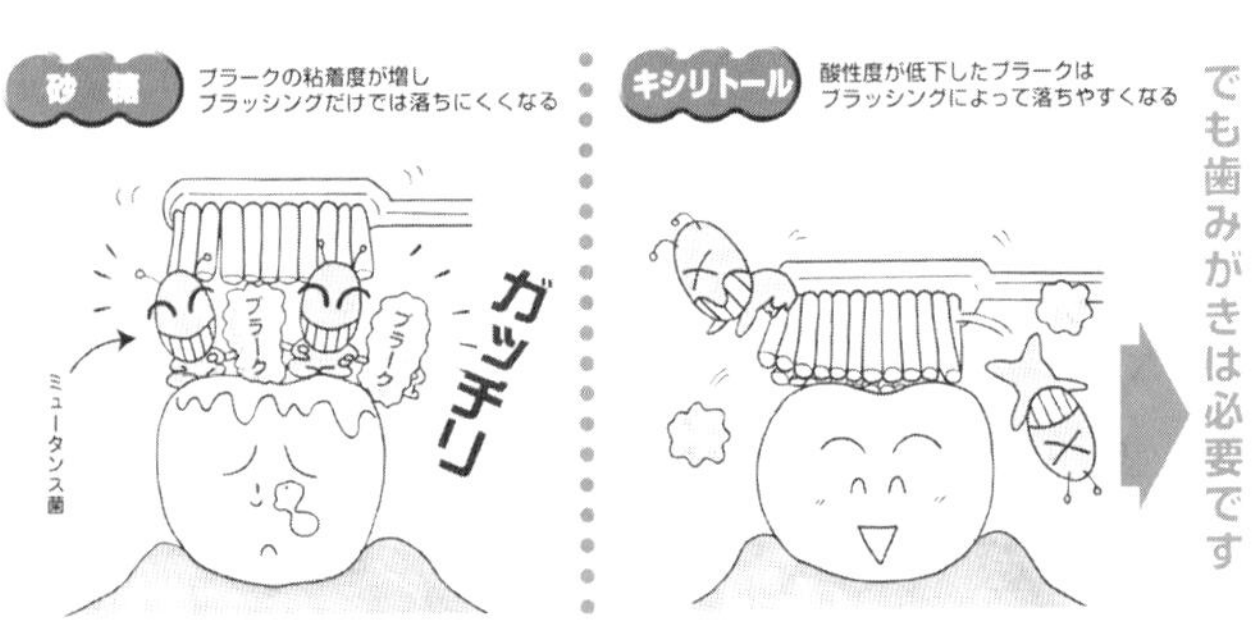

それは、口の中をクリームとブラシできれいにし、環境を良くしていくと、プラーク（歯垢）が歯の表面につきにくい口に変わるということです。口の中が変われば、プラークがつきにくくなるわけですから、毎日歯をみがかなくてもきれいな口が保たれるようになるのです。その発見は想定外のことでした。

実際に、「子どもが熱を出して、3日間歯をみがかなかった」と言って来店されたお客様がいらっしゃいました。しかし、口の中を見てみると、きれいなままになっているのです。熱で歯みがきができなくてもきれいなのです。私は思わず「本当にみがいていないの？」と聞いてしまいました。

歯をみがかなくても汚れていなかったのは、口の中がプラークのつきにくい環境に変わったからなのです。一度きれいな環境にすれば、しばらくはきれいなままになっています。環境が保たれる期間は、小さい子どもや小学生は長く、高齢になると短くなっていきます。

繰り返しますが、日本人は世界一歯をみがく国民です。また、歯みがきにかける時間も長いです。けれども、歯みがきに必要なのは時間ではありません。時間をかけすぎるとかえって歯ぐきも歯もすり減ってしまいます。そして、しみるようになってしまいます。すると、みがきが足りないのかと誤解し、さらに歯みがきに時間をかけるようになります。とにかくやりすぎなのです。

昔は日本ではいまほど歯をみがいたりしていませんでした。それでも、そんなにむし歯や歯周病にはなっていなかったはずです。ところが、現在は1日に2回以上みがく割合は75%もおり、日本人が先進国の中でトップです。ものすごく歯をみがいている国なのです。にもかかわらず、むし歯も歯周病も一向に減っていません。

本当は、歯をみがいていれば病気は防げるはずなのです。それなのに減らないのは、やり方が悪いからです。それでも、最近は少し子どものむし歯が減ってきました。フッ素やキシリトールが入ってきたからです。

私が保健所勤務時代に調査したデータを見ても、歯みがきの回数や時間と、むし歯の本数は相関関係がありませんでした。もちろん、清潔という意味では歯をいつもみがくという行為は大切です。

けれども、予防という観点からすると、あまり相関関係はないようです。

❖「上の歯は上から下へ、下の歯は下から上へ」を再確認

歯みがき屋さんを出す前に1000人の歯をみがいていたとき、私は大人から子どもまでし

てあげた方が良いと思いました。大人でも子どもでも、指導するより実際にみがいてあげた方がずっと効果的だったのです。

それで、中学生の歯もみがきました。うちにも来てくれと言われて、老人ホームへ行き、寝たきりの方の歯もみがきました。元気な婦人会の方々の歯もみがきました。老人クラブにも頼まれてみがきに行ったこともあります。

1年半かけて1000人をみがいたのですが、その中に70歳代のとても歯と歯ぐきがきれいな人が3人いらっしゃいました。職業柄とても気になったので、その人たちに「どうして70代まで、そんなに歯と歯ぐきがきれいなのですか?」と聞きました。

お話を伺った結果、3人の方には共通点が2つありました。

1つは歯医者へ行ったことがないということです。これは、むし歯や歯の病気がないのですから、当たり前といえば当たり前の話です。

もう1つはローリング法でみがいているということです。ローリング法とは、簡単に言えば上の歯は上から下へ、下の歯は下から上へと歯ブラシを回転させるようにしてみがく方法です。昔は必ずローリング法でみがくように指導されていました。ところが、近年ではローリング法は間違っていると言われるようになっていたのです。

私もそれまで、ローリング法は悪いと言っていました。けれども、現に70歳代で歯も歯ぐきもきれいなご老人たちは、ずっとローリング法でみがいてきたのです。むし歯がないので歯医者へ行くこともなく、他の方法を習う機会もないまま、昔に習ったローリング法を続けてきたのです。

私はローリング法が正しいのではないかと思うようになりました。

私はまず、原点に戻ることにしました。病気の人に「どうして病気になったの？」と聞くわけにはいきませんが、健康な人に「どうして健康なの？」と聞けば良いのです。

歯と歯ぐきが健康な人が「こうやった」と言っていることは、間違ってはいないと思うのです。本人が証明しているようなものなのですから。

歯科衛生士専門学校の教科書ではローリング法が正しいとは書いていません。バス法（歯ブラシを歯と歯肉の境界に45度の角度で当てて小刻みに動かす）やスクラビング法（歯ブラシを歯に90度に当てて小刻みに動かす）がイラスト入りで詳しく説明されています。

けれども、目の前にいるご老人は歯も歯ぐきも健康なのです。その人がローリング法でみがいていると言っているのですから、基本はローリング法なのです。

❖歯みがきをしていない国フィンランド

歯をみがくというのは、ようするにむし歯の菌に餌をやらないようにすることです。食べ物のかすなどはむし歯菌の餌になるので、歯みがきをすることによってその餌をなくしてしまうのです。つまり、「プラークコントロール」です。

けれども、フィンランドのようにキシリトールのガムを子どもたちに噛ませ、あまり歯みがきはしていない国があったのです。

つまり、日本人から見ると歯をみがかないことを不思議に感じますが、反対にフィンランド人から見ると「日本人は歯をみがいてばかりいるくせに、むし歯は減らないじゃないか」と思っているのではないでしょうかと。

フィンランドでは小学1年生から6年生まで、給食の後に1個だけキシリトールのガムを噛ませています。それだけでむし歯が減ったのです。キシリトールというのは白樺の樹液の成分なのですが、虫歯菌の力を低下させる働きがあり、結果的に口の中のバイ菌を減らしたのです。

フィンランドで行なわれているのは、菌を減らすという対策です。日本では、菌に餌をやるなという対策を行なってきました。口の中の菌を減らすのではなく、「菌に餌やるな、餌をやったら増えるぞ」という考え方です。

これを「プラークコントロール」と称して餌の除去に重点を置いていたのです。5章のところでも述べますが、日本で介護保険の中に介護予防として口腔ケアが導入されたのは、平成18年のことです。お年寄りの口の中にいる悪玉菌を除去してきれいにすることができれば、肺炎が予防できるという考え方です。

お年寄りは肺炎で亡くなる方が非常に多いのです。

誤嚥性の肺炎といって、寝たきりになると、どうしても唾液が肺に入って行きます。肺に入った唾液に含まれている口の中の悪玉菌が肺炎を起こし、その結果お亡くなりになるケースが多いのです。

すぐにお亡くなりになるケースばかりではありません。人によっては何度も肺炎を繰り返し、何度も入退院される方もいらっしゃいます。すると、仮に1か月間肺炎で入院したら、100万~150万円程度の医療費がかかります。医療保険の負担がとても大きくなります。そのような事情もあり、介護保険に口腔ケアが導入されることになったようです。

私は平成15年から口をきれいにする仕事をやってきました。たまたま口をきれいにする仕事をやっていたために、介護予防で「お口をきれいにしましょう」という流れになった時に相乗りすることができました。とてもタイミングが良かったと思います。

お年寄りに限らず、口の中をきれいに保っていたら、長生きできると思います。口から余分なバイ菌が入ってくるのを防げるわけですから。そういう意味では、私は何兆円という医療費を削減できるような重要な仕事をしていると思っています。

❖初期のむし歯はこうして抑制できる

「口の中をきれいな環境に整えておけば、無理な歯みがきを行なわなくてもむし歯になりにくい」ということは、きちんと発表しなければならないと考えていました。

しかし、同じ歯科衛生士の仲間に言えば自分たちを否定されているように感じるだろうと思い、平成19年2月に富山県で開催された母性衛生学会で発表することにしました。

この学会に、保健師さん、助産師さん、看護師さん、小児科の先生、産婦人科の先生、歯科の先生が入っています。この発表はとても好評でした。

子どもへの歯みがきは寝かせて頭を押さえて行なうのが一般的ですが、みがいている親の側も羽交い絞めにしているようで、悪い事をしている気持ちになります。

そこで、実際の子どもにモデルになってもらい、子どもへの歯みがきを、普通の歯みがきの体位ではなく子ども自身が好きな体位へと変えて実演しました。

じつは、モデルになってくれた女の子は、1歳半でむし歯が6本あった子どもでした。来店されてから月に1、2回のペースで歯みがきをしてあげていたら、むし歯が治っていったのです。早い段階なら、むし歯は治るのです。

歯みがきクリームの成分にアパタイトが入っているものがあります。そのアパタイトを歯みがきによって歯に押し込むのです。アパタイトはカルシウムと結合がしやすいので、歯にくっついてくれます。すると、少しザラザラして角はありますが、そのうち平らになるのです。つまり、「歯の再石灰化」です。

むし歯になるとき、まずは表面が柔らかくなり、それから歯に段がついて、穴が開いて黒くなっていきます。黒くなる手前の段階でアパタイトとフッ素を上手に使えば、表面の色や艶が良くなっていきます。特別な薬を使わなくても、日用雑貨の歯ブラシとクリームで、このようなことができるのです。

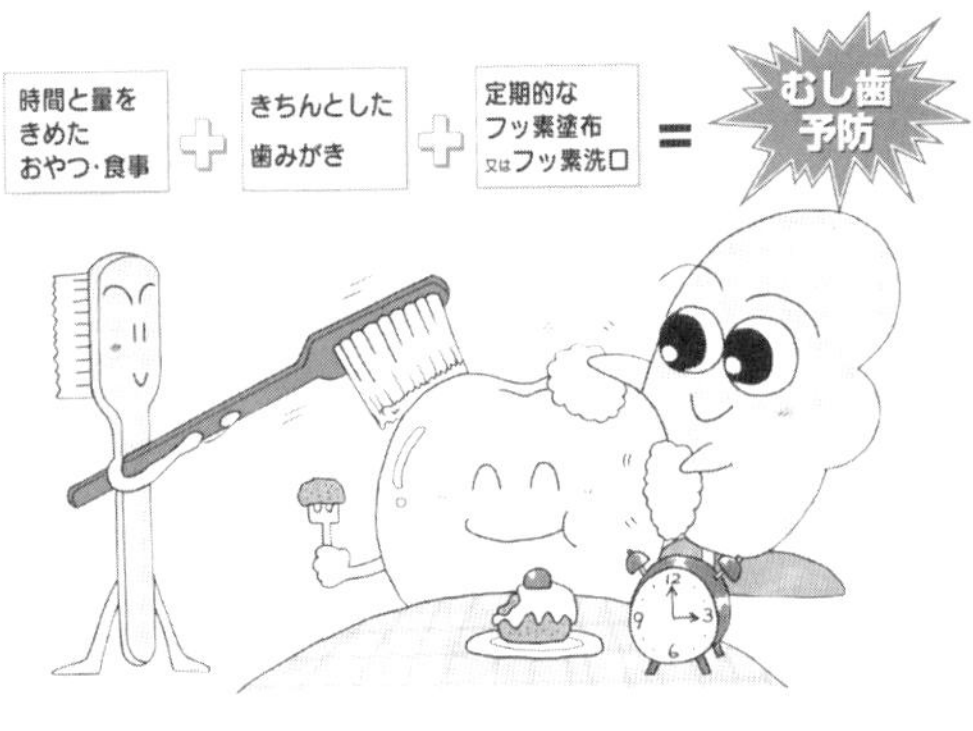

以上のような内容を発表しました。すると、助産師の学校の先生に「是非、うちの学校に講義に来てほしい」と言われました。そのことがきっかけで、それ以来、看護学校と社会福祉の

短大に非常勤講師として授業を行っています。

このように、違う分野の方にお話しすると、可能性が広がります。私が本を出すのも、そのような目的があるからです。歯科の業界の人たちに言うと、自分たちを否定されたような気持ちになるのか、必ず猛反発を受けます。けれども、私が歯みがき屋さんとして得た知識を一般の人たちにも知ってもらいたいのです。

一般の人たちに知っていただき、浸透していくことで、歯科の業界の人たちに理解を求めやすいと思ったのです。実際に効果があったという一般の人の声が増えていけば、歯科業界でも変わらざるを得ない流れになっていくと思います。

❖みがいてあげればみがき方指導はいらない

むずかしい歯のみがき方を長々と説明しなくても、実際に歯をみがいてあげれば相手にやり方が伝わります。これだけの力でみがけば汚れがとれるというのを身体で感じられるので、ちょうど良い加減がわかるのです。

それをたとえば口で説明して「300グラムから500グラムのストロークでみがいてください」と言ったら理解できるでしょうか。きっと、子どもはもちろん、大人でも理解できないでしょう。

子どもたちにも歯をみがいてあげていますが、みがき方の指導をしなくても、身体で覚えた通りにきちんとみがけるようになります。別に子どもたちが夜に歯をみがいているのを見ているわけではありませんが、お母さんの歯をみがいてあげているとき、待っている子どもがぬいぐるみで歯みがきごっこをする姿を見かけたりするのです。

歯みがきごっこを見ていると、きちんと私が教えたようにやっています。「ああ、この子のお母さんが『教えてもらったとおりやっています』と言っていたけれど、本当だ」と思いました。なぜなら、「気持ちいいでしょ？」「はい、次は奥歯のところよ。はい、お口を開けていてね」と私の真似をしてごっこ遊びをしていたのですから。

考えてみると、この「してもらって仕方がわかる」というのは日本の文化だと思います。親から子どもに伝えるという、子育ての根本的なやり方なのです。むずかしいことをいろいろ言うからできなくなるのです。

プロレスごっこのような「仕上げみがき」から始まり、角度がどうの、歯ブラシがどうのとむずかしい説明を並べるから、子どもが歯みがき嫌いになるのです。もともと、歯みがきはそんなにむずかしいものではないはずなのです。

小学1年生になったとき、必ず学校検診を受けることになります。私のところへ来ていた子どもたちが6人ほど、入学してすぐの健康診断を受けた時、皆「きれいな白い歯をしているね」と担任の先生に言われたそうです。

むし歯のない子どもは他にもいます。けれども、私のところへ来ていた女の子は「他の友だちは『むし歯がないね』って言われてたけど、私は『きれいな白い歯だね』って言われたよ」とうれしそうに言っていました。

その言葉は、その子にとって誇りになったと思います。

大切なのはその部分だと思います。歯を褒められてうれしい気持ちがあれば、歯を大事にしようという思いにつながっていきます。そういう思いがあれば、苦痛を感じることなく、一生懸命、毎日毎晩、歯をみがくようになっていくのです。

❖フッ素入りの練り歯みがき剤を使うと子どもの歯は白くなる

フッ素入りの練り歯みがきを適量使い、ゆっくりとみがいていくと、歯は白くなります。なぜゆっくりみがくかというと、歯にフッ素を働きかけさせるためです。

そのため、歯ブラシに水はつけません。フッ素入りの練り歯みがきを、水をつけていない歯ブラシにつけ、ゆっくりすりこむように塗っていくわけです。木に絵の具で絵を描くトールペイントというものがあります。ちょうどそのイメージなのです。トールペイントでは、絵の具を木にしみこませて絵を書きます。ニスではないので、木に塗るわけではありません。そのため、5〜6回は塗り重ねなければなりません。

たとえば、緑色を1度塗ったとします。すると、すぐにしみこんでしまうので、緑ではなくなってしまいます。そこに塗っては乾き、また塗っていくということを繰り返して、5〜6回塗るとやっと緑になっていくのです。

歯の表面も、それと同じ原理です。3回か4回繰り返しフッ素入り練り歯みがき剤をしみこませていくと、きれいな白い歯になっていくのです。

本来、親から貰った人間の歯は、乳白色のパールのような輝きを持っています。バイオフィルム※が取れてエナメル質が出てきた歯は、本来の歯の輝きに戻ってとてもきれいです。特に、子どもの歯はとてもきれいです。その美しい歯は子どもにとっては大きな財産だと思います。

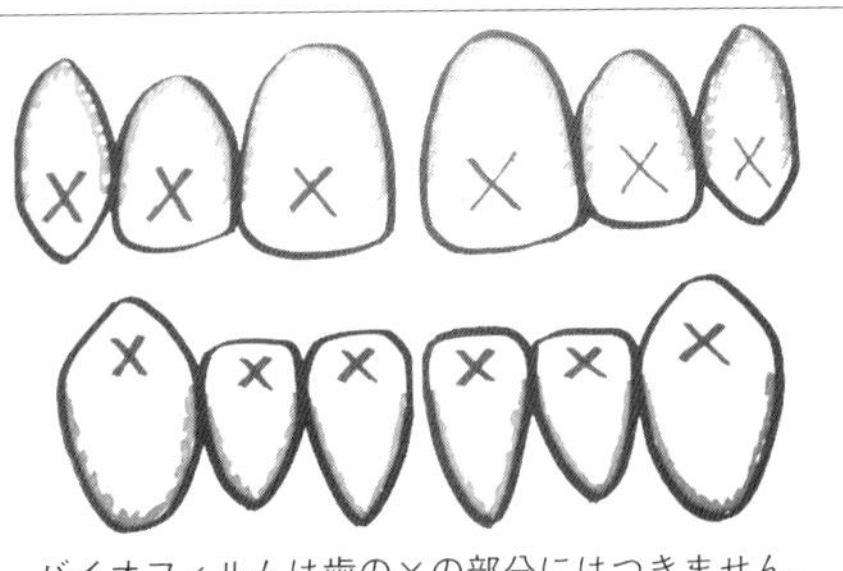
バイオフィルムは歯の×の部分にはつきません。

※バイオフィルムとは、プラークに侵入した細菌の塊で、時に歯ぐきの周りや歯と歯の間にしつこく付着するネバネバした膜状の物質（図参照）。

❖私が電動歯ブラシをおすすめできない理由

少し前から、電動歯ブラシが流行しています。値段も100円ショップで購入できるようなものから1万円を越すような高級品までたくさんあります。口腔ケアのために購入する人も少なくないようです。

しかし、元来、電動歯ブラシは手が自由に動かない人のために作られたものです。それを、無精な人たちが便利だと使い始めたのです。電動歯ブラシは音波と振動でプラークを除去していきます。毛の先を歯の面と歯ぐきの面からわずかに離してスイッチを入れるようにできています。けれども、皆、勘違いして普通の歯ブラシのように歯に当ててしまっています。そのため、かえって歯や歯ぐきがしみるようになったという話もあります。ガンガン当てて使っているので、歯や歯ぐきがすり減ってしまうのです。

最初の頃、私のお客様にも電動歯ブラシが欲しいとおっしゃる方がいました。1万9800円もするものです。熱心に欲しいとおっしゃるので、気乗りしないながらもお売りしました。

その方は結局、電動歯ブラシを2年ほど使われました。けれども、使っているうちに「何かピリッとくる」とおっしゃるのです。「電動歯ブラシを使うのをやめてみたら？」とアドバイスすると、その方は使うのをやめられました。使うのをやめるとすぐに症状は治まったそうです。

電動歯ブラシは手の不自由な人の器具として開発されたものですから、プラークがとれることはとれるのです。けれども、イメージとしてはデッキブラシでのビル掃除のように、一生懸命こすって掃除しているようなものです。歯と歯の間など、細かい部分での汚れが残ったりもします。

私自身は怖くて電動歯ブラシを使ったこともありません。歯ブラシ屋さんの品揃えとして、店には3台ほど売れ残っている電動歯ブラシがあります。けれども、あまり売る気にはなれません。やはり、良い歯ブラシで丁寧にみがくのが一番だと考えるからです。

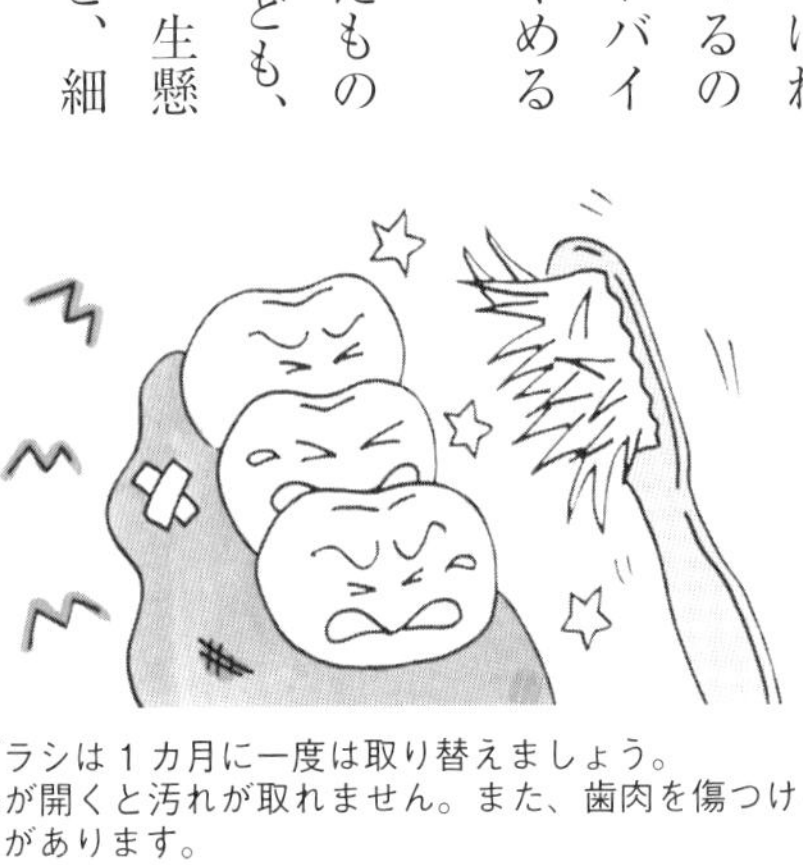

歯ブラシは１カ月に一度は取り替えましょう。
毛先が開くと汚れが取れません。また、歯肉を傷つけることがあります。

❖今も続く子どもへの間違った歯みがき指導

昭和40年代の頃は、まだ小児歯科というものはなく、ふつうの歯医者さんでも幼児の歯はほとんど治療してくれませんでした。

昭和40年に制定された母子保健法の中に乳幼児健診といって、1歳6カ月児健診、3歳児検診というものが義務づけられていました。身体測定のほかに、尿検査や内科検診、歯科検診もありました。しかし、当時3歳児の歯科検診の結果は、98％がむし歯でした。それも、1人に1本、2本のむし歯持ちというレベルではありません。乳歯は20本ありますが、20本ほとんどがむし歯という3歳児もたくさんいたのです。予防の段階ではないことは3歳児健診をやっていくうちによくわかってきました。

そこで対策として浮上したのが、第1章の冒頭でも触れた「予防のために寝かせみがきをしましょう」というものでした。

こうして夜寝る前は、子どもにとって恐怖の歯みがきが始まったのでした。まだ言い聞かせてもわかる年齢ではないので、お母さんが羽交い絞めにして泣いても一時のことですから、歯みがきを強行しましょうというものです。寝かせみがきで仕上げをするのは、日本国中、歯科衛生士が徹底して行なっていきました。

子どもは降参の姿勢で、歯みがきといえばトラウマになる子どもがいるほど無理強いされたのでした。

しかし私には、将来、子どもが歯みがき恐怖症になってまで子どもにむし歯を絶対つくらないことが、育児上とてもよいことだとも思えなかったのです。

そこでサロンでは、かわいらしい子ども用の椅子をいくつかサロンに用意して置き、今日はこの椅子、来週はこの椅子で、というふうに試しました。これはうまくいきました。お母さんの膝の上や、お母さんと横に並んで椅子にすわっても行なってみました。

つまり、子どもは寝かせなくても歯をみがくことができるということを証明したのです。子どもはもともと歯みがきが嫌いなわけではなく、やり方次第で好きになる。今までのやり方が非常にまずかったということに改めて気づいたのです。

それに、子どもはとくに遮二無二（しゃにむに）みがかなくても歯に汚れがつきにくいのです。

要するに、バイオフィルムさえきちんと丁寧に除去して口の中をむし歯になりにくい環境に整えてやりさえすれば、たとえ前の日がクリスマスでケーキを食べていようと、汚れはすぐにはつかないのです。

しかし、間違った歯みがき指導の修羅場は今でも保健センターや家庭で続いています。恐怖症になっているのは、子どものみならずお母さんも同様のようです。

2章

正道を行く明治・大正の口腔ケア

❖朝お清めをする明治・大正の人の口の中は清潔だった

生まれたての赤ちゃんの口の中にはバイ菌はいません。

大人の唾液の量は1日に1～1・5リットル出るといわれていますが、赤ちゃんが1日に出す唾液の量は大人の9倍で、牛乳パック9本くらいになるそうです。

しかし、離乳食をスプーンであげる頃から、パパ、ママ、おじいちゃん、おばあちゃんの菌が赤ちゃんにうつるようになります。

唾液には、殺菌作用や免疫作用、消化促進作用などがあるたくさんの酵素やホルモンが含まれています。たとえばパロチン（唾液腺ホルモン）は消化を助け、ムチンは胃の粘膜を保護し、食べ物を飲みやすくする役割があり、リゾチームはバイ菌の繁殖を抑えます。

パロチンは、「若返りホルモン」ともいわれ、歯だけでなく、目や生殖器の機能を維持する働きも持っています。

バイ菌は、たとえば歯周病菌では4～6種類ぐらいいるのですが、それらの菌は家族から移っていくのが普通です。口うつしで赤ちゃんに食べ物を与えるので、唾液から唾液に感染していくといわれています。

熱い食べ物をお母さんがいったん口に入れて冷ましてから赤ちゃんに与える光景をよく見かけますが、ああいうことはあまりいいことではないのです。

けれど、生まれたときのような無菌状態を保ち続けることは不可能で、どんなに用心し、注意していても、いつかは必ず移るものです。

無菌状態のままで成長することはありません。

赤ちゃんの周りにいる大人たちは、くしゃみもするし、咳もしますから、それが移らないようにするのは不可能なのですが、それでもその菌が繁殖しないようなケアの方法はあるので、それを励行するようにすることが大切です。

「昔の人は歯をみがかなくても、むし歯や歯周病のような病気にはなりにくかった」

という話を耳にしたことはありませんか。

ここでいう昔とは、明治とか大正といった時代のことですが、当時の人たちは今ほど甘いものを食べていなかったという事情もあります。

私が住んでいる街では、地域の人たちが公民館に集まって、いろいろな勉強会をしています。

その会で歯のことを取り上げたとき、明治時代の人たちには口を清潔にする習慣があったというお話をしたことがあります。

口腔ケアの原点は明治にあると私は思っているのです。では、明治時代の人は、どうやって口の中を清潔にしていたのでしょう。

どの家でも、朝起きると、まず仏壇を開いて仏様にお参りする習慣がありましたが、仏様と向かい合うには、身ぎれいにしなければなりませんから、顔を洗い、口もすすいで清潔にし、手も洗い清め、着ているものも汚れていないようにします。

つまり、口をすすぐのは、病気の予防のためではなかったのです。

口をきれいにするという行為は、仏様の前に出るために身を清めるところから始まったのです。それがたまたま、バイ菌がいちばん口の中にいる朝一番ということだったのです。

寝ている間に口のなかにたまった細菌類を排除し、身を清めてから仏壇に手を合わせ、それから食事をしました。細菌の数が減った状態で食べるので、とてもおいしく感じます。

朝起きて、口もゆすがず、歯もみがかないで食事をするのは、いっぱいいるバイ菌に餌をやっているようなものです。そのことを考えると、朝一番に仏様に向かうために口をゆすぐという行為は、とても理にかなった習慣だったということがわかります。明治時代の人は、今の人たちよりよっぽど進んでいたといえます。

時代が明治から大正に移ると、そういう習慣に変化が生じます。食後に歯をみがくようになったのです。その変化は昭和になると、もっと顕著になります。

「歯は食後にみがくもの」と思っている人はたくさんいます。それは、学校の保健授業では「歯は食後にみがきましょう」と指導され、小学校でそのように児童を教育しているからです。

しかし、歯をみがくという行為は、口の中にいるバイ菌に餌をやらないためです。

子どもが小学校に入り、学校で「歯は食後にみがきましょう」と習い、家に帰って、「歯は食後にみがくのが正しいと学校で習ったよ。おじいちゃん、おばあちゃんみたいに朝起きてすぐみがくのは間違いだよ」

と話すものですから、祖父母も孫のいうことを聞いて食後にみがくようになりました。

歯をみがく時間は昭和に入って戦後から変わったのではないかと考えています。

❖知られざる口の中のバイ菌

神社にお参りにいくと、表参道の脇や社殿のそばに「手水舎（てみずや）」と呼ぶ手洗い場があります。

正しい作法は、右手で柄杓（ひしゃく）を持って水を汲み、左手にかけて清めたら、柄杓を左手に持ち変えて、今度は右手を清めます。次いで、柄杓を右手に戻し、すくった水を左手に貯めるように流し、その水で口をすすぎます。

口をすすいだら、もう一回、水を飲んだ左手のひらに水をかけて清め、その後、次の人のために、水を入れた柄杓を傾けて柄を洗ったら、元の場所に戻します。口もすすいで清めないといけないということを、昔の人は、こういう習慣から身につけていたのです。

うがいして、吐いたものにはバイ菌がうようよ混じっています。いろんな細菌やカビも混じっています。したがって、「うがいをする」ことは、口の中や喉をきれいにするとともに風邪の予防にもなるということです。

ウイルスは粘膜から進入します。口の中に入り、粘膜に進入するまでに1日半ぐらいかかりますから、そうなる前に、うがいをし、除菌してきれいにすれば阻止できます。

それが予防です。

うがいという簡単な行為ではありますが、高齢になると口や喉のあたりの筋肉が思うように動いてくれないようになるので、うがいも水を入れて出すだけになってしまいがちです。しかし、それでは、うがいとはいえません。

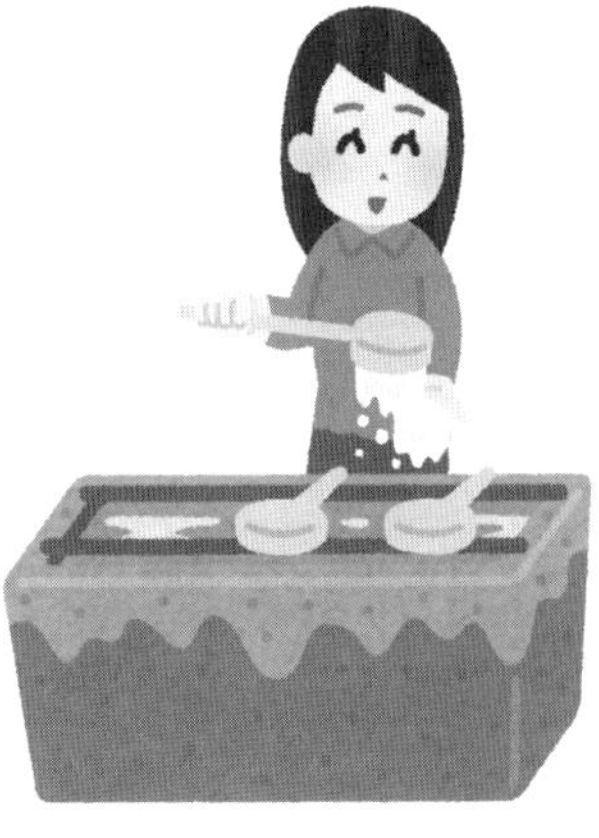

バイ菌を口の中から追い出すには、口のなかに含んだ水を洗濯機の水流のように揺り動かさないと効果はありません。

ですから、高齢者は、日頃から、ふだん使わない顔の筋肉をマッサージするとか、引っ張るなどして活発に動くように心がける必要があります。

私は大学の研究者ではないので詳しいことはわかりませんが、市販されている口内洗浄液もうがいにはいいのですが、バイ菌には善玉菌と悪玉菌があり、口内洗浄液には悪玉菌と一緒に大事な善玉菌も死なせてしまうという恐れが多分にあるようです。

唾液の中の悪玉菌が減ると善玉菌は増えますが、善玉菌も一緒に減ってしまうことはよくありません。悪玉菌がゼロになることはありませんが、善玉菌が多くなると体の免疫力が高まり、体にいいのです。

善玉菌の中にはガンを抑えてくれる菌もいれば、悪いウイルスが進入して来たときに、それをやっつける免疫力も備えている菌もいるので、その力を弱めてしまうと困るのです。そんなわけで、悪玉菌だけを殺すうがい薬が開発されたら、ノーベル賞ものといえるでしょう。

ですから、口をすすぐのがいいからといって、やりすぎるのは考えものです。唾液にも殺菌作用があるからです。唾液の量はこの章の冒頭でもお話ししましたが、健康な人で1・5リットルぐらいで尿の量と同じです。

そんなに出ているると思っている人は、まずいないでしょう。唾液と尿を合わせると3リットルになりますが、人間の体の80％近くは水分で、それが循環しているだけの話です。

「血液はサラサラの方がいい」ということはよく知られていますが、「唾液もサラサラの方がいい」ということはあまり知られていないのではないでしょうか。

高齢者の口腔ケアするときには、「ねっとりした唾液ではなく、唾液腺をマッサージして、サラサラのいい唾液を出せ」といわれています。唾液がサラサラになってくると、免疫力が高まってくるのです。唾液も血液も、ねっとりよりサラサラの方がいいのです。


ところで、インフルエンザが流行したとき、NHKテレビの『ためしてガッテン』（2009年2月4日放映）では、緊急生放送と銘打って、その対策を放送しました。

放送では、主に「口の中の菌を減らす方法」について、歯みがきを丁寧に行ない、口の中全体をしっかりうがいし、舌の掃除もしたほうがよいといっていました。

つまり、口の中を清潔にして、バイ菌を排除しておくことが、インフルエンザだけでなく、さまざまな病気を予防することにつながるのです。

❖口中科医師の存在

歴史を少しひも解いてみましょう。

東洋医学が西洋医学に取って代わられる明治以前は、ツボを利用した鍼灸治療や薬草などを使った治療が広く行なわれていました。

ご存知ない方も多いと思いますが、口腔と全身の関係を診るお医者さんのことを「口中科医師」と呼んでいました。その歴史は古く、平安時代中期の宮廷医師であり、薬剤師でもあった丹波康頼によって始められたことが記録にあるそうです。

984年に丹波康頼が書いた日本最古の医書は『医心方』といい、そこには歯や口の中の病気についても記されており、むし歯や歯周病の治療にも触れています。先述したうがいも、平安時代の終わりごろにはすでに行われていたそうです。

丹波康頼の子孫は、代々、医者として活躍し、室町時代には「口中医」と呼ばれる口科専門医となり、江戸時代まで続きます。

室町時代の丹波兼康は、宮廷医を引退した後、民間医を開業、評判をとりました。丹波兼康の朝廷での位は非常に高かったにもかかわらず、その高い地位を捨てて、一開業医として口中医を始めたのは、ひとえに医療の根源が口腔にあったからだそうです。

彼は、『兼康口中療治秘抄』『兼康歯苔』という医書を著し、〝口科専門医の祖〟といわれています。

兼康の甥の親康（ちかやす）も『口中秘伝』を書き残しています。しかし、治療法は自家秘伝だったので、民間に広く普及することはなかったといわれています。

歯の掃除道具として「楊枝（ようじ）」が普及するのも室町時代です。この時代にむし歯予防としてお歯黒（はぐろ）がさかんになりました。もとは化粧法の1つでしたが、むし歯や歯周病、口臭にも予防効果があったといわれています。

口中医は、当初、診療や治療だけでなく、入れ歯も作っていたようですが、室町時代末期になると「入れ歯師」が登場して分業化し、口中医は入れ歯を作らなくなり、仏師などの手先の器用な職人が彫刻する要領で木製の入れ歯を作るようになったのです。

これが現在の歯科技工士の始まりです。

入れ歯師は、江戸中期には全国的に分布するようになり、お金がなくて医者にかかることのできない庶民が入れ歯を利用していたようです。

現在わかっている日本最古の入れ歯は、天文7年（1538年）に70代半ばで亡くなった和歌山市願成寺の尼僧が使っていた総入れ歯で、黄楊（つげ）の木でつくられた「木床義歯」です。

口中科も明治39年に、東京大学に口腔外科があるという理由から、歯と口腔だけを専門分野とする歯科になってしまったともいわれています。

あとで詳しくご説明しますが、歯ぐきには足の裏と同じようにツボがあることが分かっています。今、注目され始めているツボです。

歯科を含めた日本の医学界では、西洋医学の導入で東洋医学は軽んじられてきましたから、歯ぐきのツボに注目するということは、もともとあったものを今見直している、あるいは、原点に戻ったといえるのではないでしょうか。

ツボは歯ぐきにあるので、総入れ歯の人でもツボはあります。歯がなくても、歯ぐきのツボを刺激すれば同じ効果が得られるのです。

❖入れ歯が上手な名歯科医との出会い

入れ歯は、昔は歯科医が作っていましたが、今は作っていません。今、入れ歯を作っているのは技工士です。

歯科医が患者を診察して、型を取り、技工所に発注して作ってもらったものを患者にはめて具合を見、調整します。しっくりいかない場合は、再度、技工士に送って手直ししてもらいます。調整が2度3度になることもあります。

今では、中国へ発注している歯科医もいます。中国のほうが安くできるからです。歯科医が型取りし、その歯型を中国に送って、現地で入れ歯を作ってもらい、それを成田経由で日本に届けてもらうのです。

国際宅配便の費用を入れても日本で作るより割安になるということです。

衣料や食料品だけでなく、電化製品も自動車も中国製。そして今では、入れ歯までも中国製になっているのです。北京のある技工所には200人ぐらいの女性工員さんがいて、作業場でせっせと入れ歯を作っています。

以前、NHKテレビで放送していたのですが、中国では、柳行李（やなぎこうり）を3段にわけて、そこへ大中小（L・M・S）サイズの入れ歯を入れて、山奥のほうへ行商に行き、「宋さんの口は、Mはちょっと合わないから、Lですね」などといって、行李の中からLサイズの入れ歯を取り出して渡していました。日本でも昔はこれに近いことが行われていたのです。

入れ歯は、ほんのちょっとでも噛み合わせがおかしいと、うまく食べられません。口の中は敏感なので、毛一本でも入ったら違和感を覚えるようになっています。そんな口の中に入れるのですから、精巧に作らないといけません。

残念ながら、噛み合わせが合っていない入れ歯を使っている人がいっぱいいます。入れ歯の人は、自分がしている入れ歯がぴったり合っているかどうか、見直してみてください。噛み合わせの不具合な入れ歯は、さまざまな健康障害をもたらす原因にもなります。噛み合わせの狂いが体にひずみを生じさせてしまうのです。

私は、昭和45年に歯科衛生士になってすぐに入れ歯の上手な金沢の開業医に1年間勤務しましたが、そのとき、入れ歯とは実に神秘的なものだと思いました。

結構年配のその先生は、入れ歯が上手だと評判の名医で、朝の5時頃からおにぎりを持ってやって来るお年寄りまでいたくらいです。先生にはお抱えの技工士さんがいて、その技工士さんも上手でした。

入れ歯は型取りと噛み合わせが命です。型取りは、専門用語では「印象採得」といいます。患者さんは固まるまでじっとしていなければなりません。その間、息を止めたようにしたり、姿勢を変えないようにしたり、緊張のしっぱなしです。

口の中には舌(ぜつ)小帯、上唇小帯、頬(きょう)小帯など6本の筋がありますが、ツボをマッサージすると、それらの筋も軟らかくなり、口の中がリラックスした状態になって、入れ歯の型取りがしやすくなるのです。

私が最初に勤めた歯科医院の先生は、まず患者さんの口を開けさせると、指を入れて頬の裏側や舌を転がすようにマッサージしました。そうすると、患者さんは、とても気持ちがよくなり、美容室とか理髪店で頭をマッサージしてもらうときのようにうっとりとしてきます。

そのタイミングを狙って、先生は入れ歯の型取り用

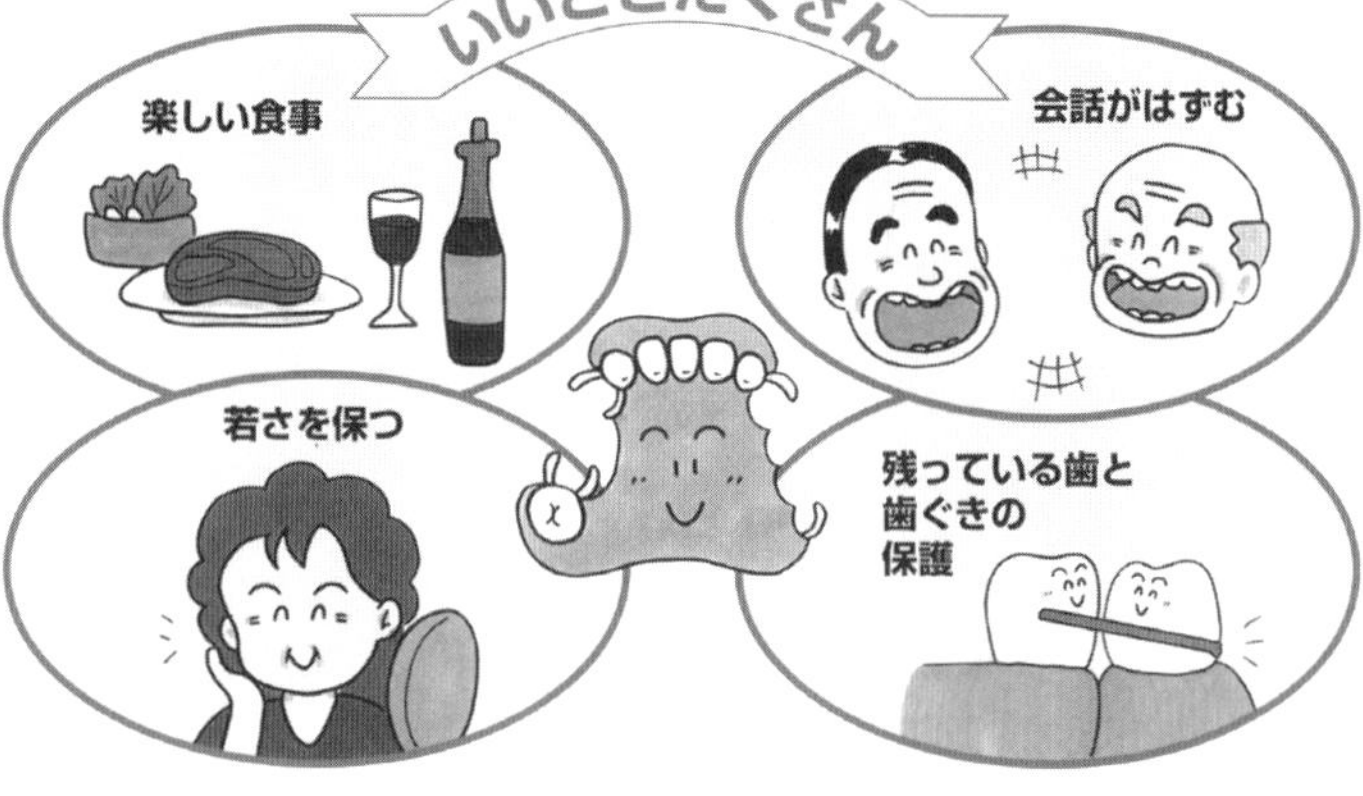
いいことたくさん
楽しい食事
会話がはずむ
若さを保つ
残っている歯と
歯ぐきの
保護

の練ったものをポンと口の中に入れるのです。患者さんは抵抗なくそれを受け入れ、とても楽な気持ちで型取りができるというわけです。

型取りがうまくいかないと、ぴったり合う入れ歯ができません。私が保健所にいたときのことですが、「公民館で歯の健康相談をやってほしい」といわれて出かけていくと、菓子箱に5つも6つも入れ歯を並べて持ってきた人がいました。

「こんなにたくさん、どうしたの」と尋ねると、どこそこの歯科医院で作った入れ歯が合わないと隣の奥さんに話したら、私の知っている上手な先生のところへ行ったらと勧められたので、そこで新しい入れ歯を作ったが、それもやっぱり合わない。

そんな調子で、あっちの歯医者、こっちの歯医者という具合に次々と入れ歯を作ったが、どれも6カ月と持たず、気づくといつのまにか入れ歯のコレクションのようになっていたという、笑うに笑えない話でした。

たくさんたまってしまった入れ歯は普段ははずしていて、村の近所の人たちと出かけている温泉旅行のときなどに使っているとのことでした。

「よそ行き用の入れ歯」を作っていたというわけですが、使い慣れていない入れ歯を旅行先での食事のときに使っても、うまく機能しないことは目に見えています。人前で緊張して食事をすると、口の中の筋肉も緊張して固くなっているので、入れ歯が余計に合わなくなっているからです。

家でリラックスして食事をしているときには合っている入れ歯でも、緊張した場所で使うと口の中の筋肉が強張(こわば)っていて合わないことがあります。

そういう微妙なことが口の中で起きるということが、入れ歯づくりの上手な先生のところにいたおかげでわかったのです。

「足の裏にツボがあるように、口の中にもツボがある」ということは、私が尊敬している東洋医学の先生から教えられました。

ヨハン・グレディッチというドイツ人医師は、口の中に40カ所のツボがあることを発表しています。

グレディッチは、ドイツ医師針治療学会の会長を務めた人で、2003年11月14日から16日にかけて日本歯科大学の富士見ホールで開かれた日本歯科東洋医学会主催の「第1回国際大会・第21回学術大会」に招待され、「歯科における鍼治療 ―口内鍼治療―」というテーマで講演を行なっています。

ツボマッサージでは、施設にいるお年寄りの口の中をマッサージして、とても喜ばれました。

夜中にオシッコに起きるのが嫌だという老人には、上の前歯の裏にある膀胱のツボをよくマッサージします。

足の裏をどんなにマッサージしても顔が赤くなるなどありませんが、歯ぐきのツボをマッサージすると、頭部全体の血流がよくなって顔が赤くなるのです。それだけ即効性があるという証拠だと思います。

口の中のツボをマッサージして患者さんが気持ちよくなり、心身ともにリラックスしたときに、入れ歯の型を取る。そういうやり方がベストのようです。

❖「舌」を診てくれる歯科医はいない

ここで、舌についても触れておきましょう。

舌の大きな役割は、味覚を感じる機能です。唇に近い部分から喉のほうに向かって舌尖（ぜっせん）、舌体（ぜったい）、舌根（ぜっこん）と呼ばれており、甘さとしょっぱさ（塩からさ）は舌尖で、すっぱさは舌体で、苦さは舌根で感じるようになっているので、粉末の薬を飲むときは舌の先に乗せて飲むと苦く感じません。

また、舌は、「舌がもつれてうまく話せない」という言い方があることからもわかるように、話をするときにも大切な働きもしています。

そういう大事な舌ですが、歯科では舌はあまり診ませんが、舌は健康のバロメーターです。健康なときの舌の色は淡い紅色ですが、それ以外の色になっていたら要注意です。

胃の調子が悪くなったときに鏡の前で舌を出して見ると、真っ白になっていますが、年寄りになって、きちんと舌のケアをしない人も、舌苔（ぜったい）が生えて真っ白になっています。

そうならないよう、暴飲暴食は避けて、日頃からバランスのよい食事を取ることが大切です。

舌の色が白くなったときは、舌苔以外に白板症（はくばん）とかカンジタ症にかかっている場合もあります。舌が白く斑状（まだら）になっていたら、扁平苔癬（へんぺいたいせん）という病気の疑いがあります。

舌炎にかかっていると、舌の真ん中あたりが真っ赤になります。

地図状舌は、舌の中央部分は普通の淡い紅色ですが、その周囲が白い斑状になり、悪化するとその斑が地図のように変化するので、そのような病名がついているのです。

また、口の粘膜が厚くなる白板症という病気は、悪化するとガンが発生することもあります。舌が真っ黒になっていたら、黒毛舌（こくもうぜつ）が疑われます。

舌がピリピリしたり、チクチク痛んだりする状態が長く続いた場合は、舌痛症が疑われます。潰瘍状になっていたり、白いブツブツしたものができてその周辺にしこりがあったりすると、舌ガンの恐れもあります。

そのような舌になっていることに気づいたら、専門の病院に行って診てもらってください。舌は、ある意味で軽んじられているといえます。食べたあとに歯だけみがけばいいと思い込んでいる人が多く、舌まで掃除している人はきわめて少ないからです。

舌用の「舌ブラシ」とか「タンクリーナー」（写真参照）が市販されていますが、そういうものがあることを知らない人がいっぱいいます。専用の舌ブラシを使うと、舌を傷つけることなく清潔に保てますから、定期的に舌をきれいにしましょう。

東洋医学では、舌と内臓は経絡を通じて深い関係があるとして、舌を「心の苗」とか「脾の外候」などと呼んで、4つの部位に分け、舌根＝腎臓、舌中＝脾臓・胃、舌尖＝心肺、舌辺（舌の縁）＝肝胆という関係があるとしています。

歯ばかりみがくという習慣は日本人の文化な

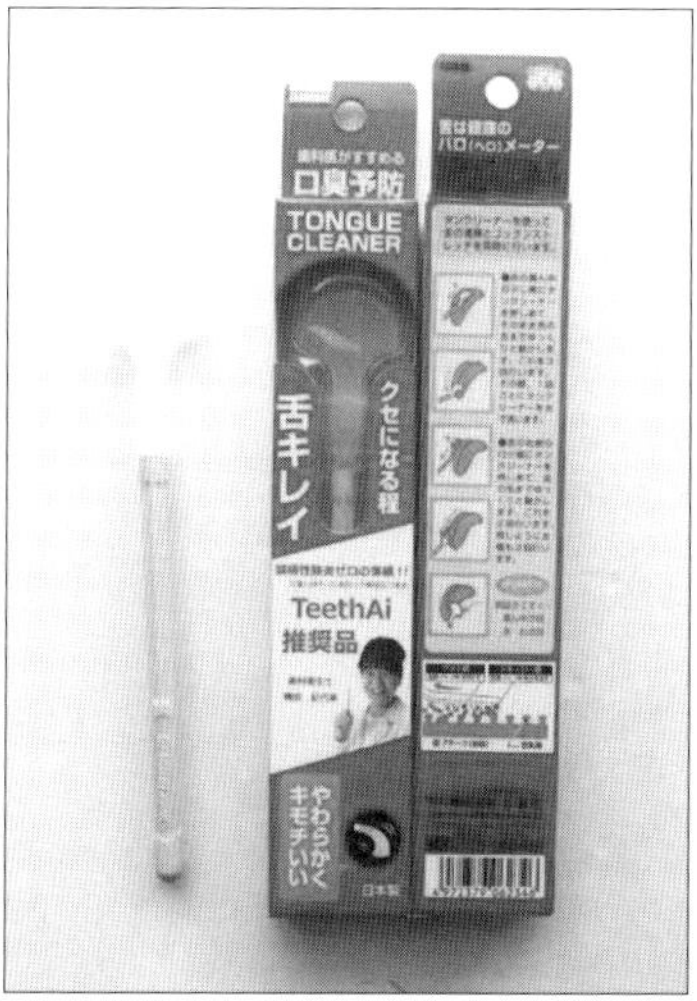

のかもしれませんが、これからは「口腔」という言葉を意識して、歯だけでなく歯ぐきや舌も一緒に手入れするようにしてほしいと思います。特に歯ぐきのツボマッサージは、高齢者には効果的です。

❖「きんさん、ぎんさん」の食事

私は、「きんさん、ぎんさん」の写真を大切に持っています。きんさん、ぎんさんの双子姉妹が生まれたのは、明治25年8月1日です。

きんさん、ぎんさんの存在が広く知られるようになったのは、2人が数え年で100歳だった平成3年の秋に長寿姉妹としてテレビで全国に紹介されたのがきっかけで、テレビCMに起用され、「きんは100歳、ぎんも100歳」という名古屋弁と愛嬌のある笑顔でたちまち人気者になりました。

きんさん、ぎんさんが100歳の誕生日を迎えて名古屋のテレビに出演したときのことです。その日、私は休暇をとって家でテレビを見ていました。

「食事は何でもうまいうまい」

と話すぎんさんにアナウンサーが、

「どんなものがおいしいですか」

と尋ねると、彼女はこう答えていました。

「イカの刺身とタイの刺身。それから、干して焼いたイワシも頭から尻尾から内臓のにがいところもみんな食べる」

想像もつかなかった答えにびっくりしてぎんさんの口元をよく見ると、前歯が5本残っているきりで、下の歯や奥歯は1本もありませんでした。

きんさんのほうはというと、歯は1本もありませんが、やはり、おいしく食事しているということでした。2人ともそんな歯の状態で身の堅い刺身をよく食べられるものだと私は不思議でなりませんでした。


国は「8020（ハチマルニイマル）運動」を推進しています。「80歳になっても自分の歯が20本残っているようにしようという運動」で、平成元年に厚生省（当時）と日本歯科医師会が提唱して開始されました。

運動が始まった平成元年当時の平均寿命が男性75・9歳、女性81・8歳だったので、80歳という年齢設定になりましたが、平均寿命は今ではもっと延びています。

「80歳で20本の健康な歯」が目標といっているのに対し、ぎんさんは前歯5本だけで、なんでもウマイウマイといって食べている。

へんだな、と思いました。「もしかしたら、視聴率稼ぎのためのやらせかもしれない」と疑ったのです。

けれど、ぎんさんの言葉にウソ偽りはありませんでした。そのことが実証されたのです。

❖きんさん、ぎんさんの歯ぐきはゴンゴンテカテカ

8020運動よりもっと前に全国的に広がった老人の健康運動がありました。「PPK」と呼ばれている運動です。

PPKは「ピンピンコロリ」の略で、高齢者の理想的な生き方・死に方を「ピンピン生きて、コロリと死のう」というユーモアあふれる言葉で表現した運動です。

昭和55年に長野県飯田市上郷公民館長の北沢豊治さんが提唱し、3年後に日本体育学会で発表されると共感を呼び、全国的に広まりました。

北沢さんは、あちこちで講演していますが、「早くボケて寝たきりになる秘訣は」などという逆説的な話で聴衆をひきつけます。北沢さんの答えは次のようでした。

①自然のリズムと人体のリズムを悪くする
②食生活は改善しない。
③頭は使わず、嫌みはいう。
④運動せず、ストレスをためる。
⑤毎日怒ってばかりいる。

説明するまでもなく、「いつまでもボケずに元気でいられる秘訣」は、これらの逆をやるとよいということです。

同じ長野県の佐久市も「ピンピンコロリの町づくり運動」を推進している町です。人口6万7000人の同市は全国有数の長寿の里で、男性の平均寿命は全国第1位、寝たきり率は全国平均の半分以下です。

あのあたりは日照時間が日本一といわれていて、お日様が日本でいちばん長く照るところです。信州では昔から「野沢菜漬」が名産で、佐久市でもたくさん栽培されており、11月の終わり頃から12月になると、家の軒先などで野沢菜を洗う光景が風物詩となっています。その野沢菜を腰は曲がっていてもピンピンしたおばあさんたちが、暗くなるまでせっせと干していたのが印象的でした。

そんなピンコロの里で歯科医院を36年間開業してきた先生も、ぎんさんのテレビでの発言を聞いたときには、私と同じように首をかしげ、「ウソだろう」と思ったそうです。

それでその先生は、仕事が手すきになった1ヵ月後に、名古屋のぎんさんの自宅に電話をかけ、「口の中を見せてもらえないか」と頼んだのです。

かまわないという返事をもらったので、先生は、レントゲンやカメラなどの機材一式を車に積んで名古屋まで向かいました。その後、先生は長野で結果報告を研修会の中で発表されました。その日、私もその会場へ足を運んだのです。


ぎんさんの口の中の写真を見て、私はあっと驚きました。歯ぐきが信じられないくらい硬くなっていて、しかもゴンゴンテカテカと光っているのです。

平成13年12月に私が〝歯ブラシ屋さん〟という今の仕事を始めたときに、老人ホームへ歯みがきに行く仕事がありましたが、そこに入居している老人たちの歯ぐきは1人の例外なくグニャグニャでした。

歯ぐきが柔らかいと入れ歯がゆるんで落ちてしまい、入れ歯が合わないなどとぼやいている人が何人もいました。

ぎんさんだけでなく、きんさんの歯ぐきも、その人たちとは全然違っていて、ゴンゴンテカテカしていました。そんな老人の歯ぐきを私はそれまで見たことがありませんでした。きんさん、ぎんさんの歯ぐきはもはや歯ぐきではなく、歯になっているのです。

だから歯がなくても、硬いタイの刺身もイカの刺身も干して焼いたイワシも、ウマイウマイといって食べられるのだと納得しました。

「貧乏だったから、入れ歯は入れたことがない。歯が抜けたら歯ぐきが大事と親から教わった」ということでした。

マッサージをして歯ぐきを老化させないこと、この大切さがおわかりいただけたと思います。

❖100歳過ぎても舌がきれい

ぎんさんの口の中の写真をじっくりと眺めて、もうひとつ驚いたことがあります。それは、舌が赤ちゃんのようにきれいだったことです。

ぎんさんは、小学校6年生ぐらいの身長の小柄な人で、口も小さくて私の半分ぐらいでしょうか。そんな小さな口なのに、何でもおいしいおいしいといって食べてしまうのですから驚かないほうが不思議です。

明治生まれの人はもうほとんど生きていませんから、明治25年生まれのきんさん、ぎんさん姉妹の話は、時代の生き証人としても貴重でした。

2人は「朝起きると、朝一番にうがいをしてベロを掃除している」といっていました。食前の口のすすぎと舌のケアを生活習慣として実行していたのです。

明治時代の女性は、朝一番に顔を洗って、うがいして、舌も掃除して、髪を結って、着物に着替えて、仏様にお参りする。そういう一連の行為を習慣として長年やってきたのでした。

汚いなりをして神社仏閣でお参りしても御利益はないと思うのは、ごく普通の考えです。身ぎれいにして仏壇のご先祖様と向かい合うというのも、当たり前のことです。

仏壇に両手を合わせて、今日も1日元気で過ごせますようにとご先祖様にお願いしてから、清々しい気持ちで朝食を取れば、おいしくないはずがありません。

明治時代には、きんさん、ぎんさんのように、朝起きるとすぐに口をきれいにしていました。それが大正生まれの人になると、小学校に通っている孫がおじいちゃんに「ご飯食べてから歯をみがくのが正しいんだよ」と学校で習ったことを伝えるので、おじいちゃんも「そうかそうか」といって、それまでのやり方を変えてしまったということは先述したとおりです。

タンクリーナーを使って
舌の清掃とストレッチを同時に行います

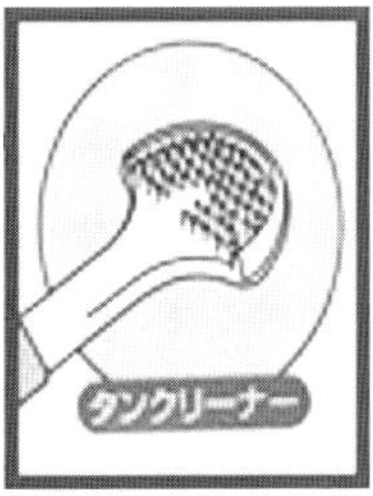

㊟舌の粘膜、味蕾を傷つけない
素材を選ぶこと。

❶

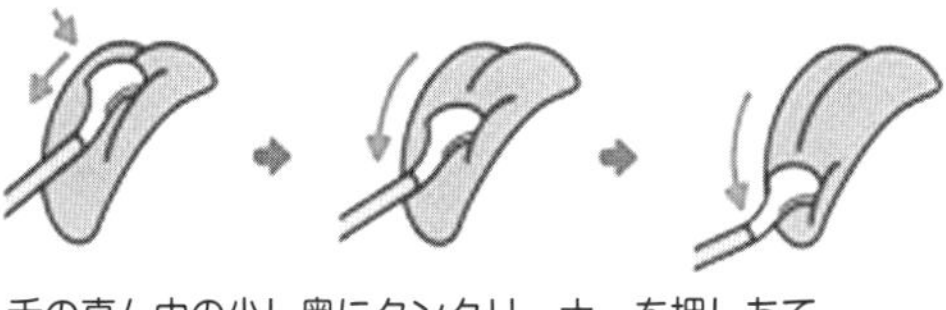

舌の真ん中の少し奥にタンクリーナーを押しあて、
そのまま舌の先までゆっくりと動かします。これを3回行います。
その際、1回ごとにタンクリーナーを水で洗います。

❷

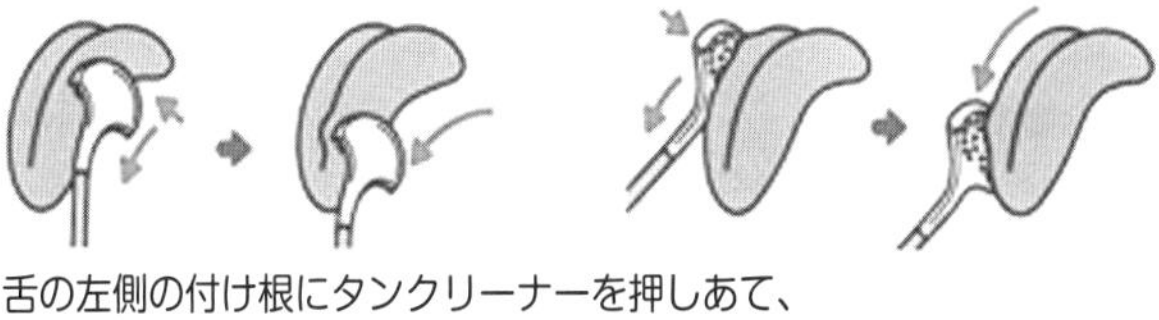

舌の左側の付け根にタンクリーナーを押しあて、
舌の先までゆっくりと動かします。これを2回行います。
同じように舌の右側も2回行います。

唾液の出方も、舌の状態と大いに関係があります。口内には、舌下腺、顎下腺、耳下腺と呼ばれる唾液線があり、そこが刺激されると唾液が出ます。唾液の出は多いほうが体によいのです。

唾液は消化酵素ででんぷんを分解するだけでなく、食べ物のかすを洗い流す洗浄作用、細菌を抑える抗菌作用などがあるからです。

舌の中で一番大切なものは何かというと、口の中のバイ菌のところでもお話しした「味蕾（みらい）」です。舌のひだの中にある味を司るセンサーを、そう呼んでいます。

舌をタンクリナーでケアすると、悪玉菌は排除され、大量のネバネバが出て、こそぎ落とされた悪玉菌を洗い出してくれるので、口内が清潔になり、味蕾も鋭くなって食事もおいしく感じられるのです。

舌のケアを習慣化すると、通常より多く唾液が出るようになり、風邪やインフルエンザの防止にもなります。

私たちは日頃、食事をし、おやつを食べるたびに舌にへばりついている歯周病菌にも食事やおやつを与えていることになります。だから、舌の掃除が必要なのです。

きんさん、ぎんさんは、舌をケアすることで、食事をおいしく食べ、風邪などにもかかりにくい強い体になり、長生きできたのだと思います。

❖むし歯菌と歯周病菌

口の中には歯に悪い影響を及ぼす悪者が2種います。1種は、むし歯菌というブドウの房みたいなバイ菌です。名前を「ストレプトコッカス・ミュータンス」といいます。

この菌は、歯に穴を開ける以外に何の能力もなく、それほどくさい臭いを放つわけではありません。14歳頃をピークにその後は次第に減っていきます。ところが、妊娠するとたんに増えるという厄介な菌です。

怖いのはもう1種の菌です。その菌は、14歳以降、むし歯が減少していくのと入れ替わるように増えるのが歯周病菌です。

歯周病という名前は、歯みがきや歯ブラシのテレビCMによって、今ではよく知られるようになりました。「リンゴをかじると、歯茎から血が出ませんか」というCMが歯周病について触れたいちばん最初のCMでしたが、今のCMは「歯周ポケット」がどうのといった専門的なことも教えてくれます。

歯周病菌は嫌気性（けんきせい）のバイ菌です。つまり空気を嫌います。口の中で空気のないところはどこ

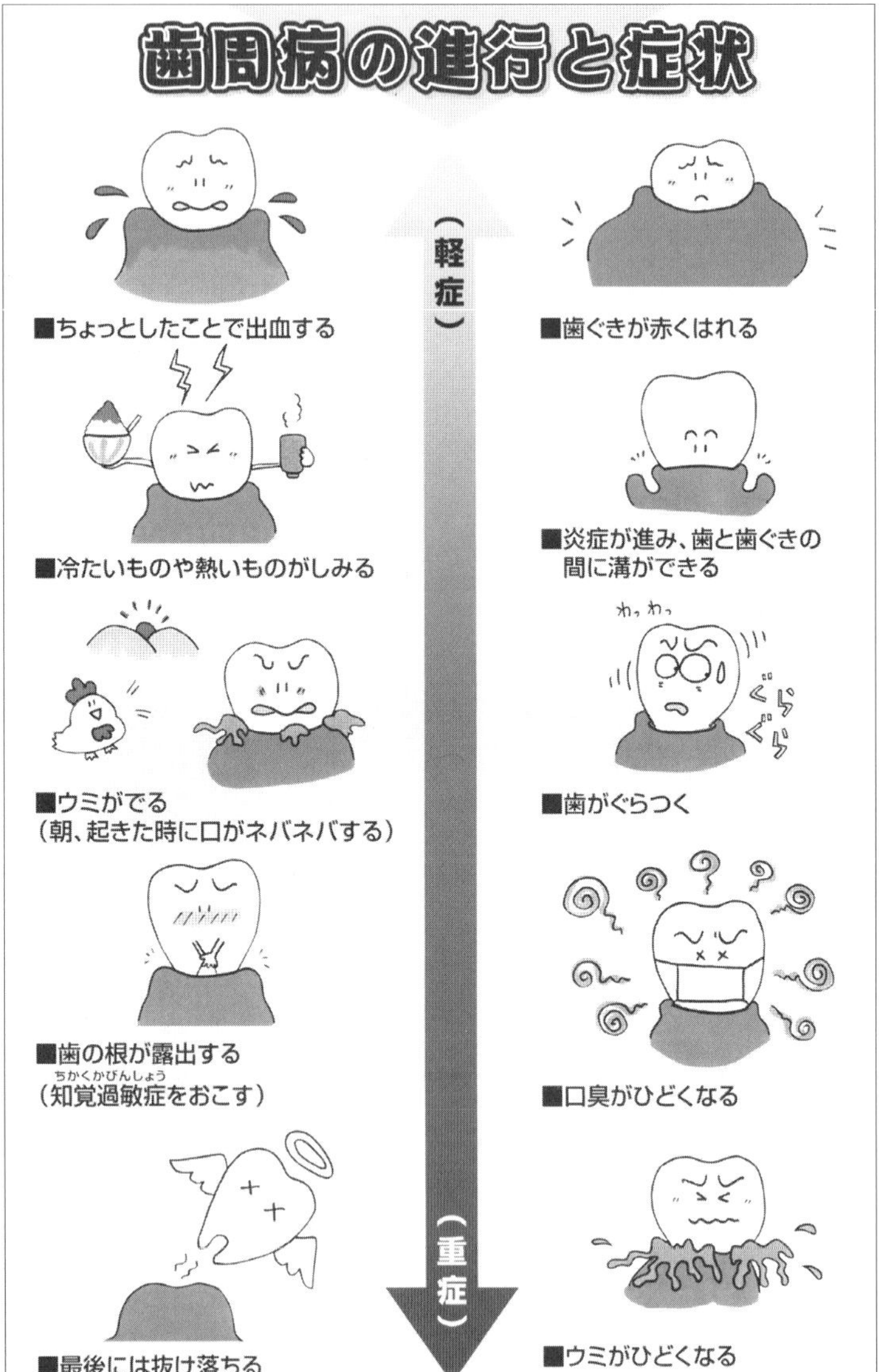

歯周病の進行と症状
（軽症）
（重症）
■ちょっとしたことで出血する
■歯ぐきが赤くはれる
■冷たいものや熱いものがしみる
■炎症が進み、歯と歯ぐきの間に溝ができる
わっわっ
ぐらぐら
■ウミがでる（朝、起きた時に口がネバネバする）
■歯がぐらつく
■歯の根が露出する（知覚過敏症をおこす）
ちかくかびんしょう
■口臭がひどくなる
■最後には抜け落ちる
■ウミがひどくなる

かというと、舌のひだの中や歯と歯ぐきの間に生じた隙間（すきま）です。むし歯菌は唾液の中に住んでいますが、歯周病菌は唾液の中より、舌のひだの中にいます。ベタベタした粘っこい菌なので、舌のひだの中には空気がないので、そこに住みつくのです。

歯周病をほうっておくと、歯槽骨が溶けて歯がグラグラになり、ついには抜けてしまいます。そうならないようにケアすることが肝心です。歯周病菌の中には、誤嚥性肺炎だけでなく、心臓疾患や脳梗塞を引き起こすものもいて要注意です。

テレビのＣＭなどを通じて「歯周病」という言葉が広く浸透し、とても怖い病気であると認識されるようになりましたが、正確な知識を詳しく知っている人はそんなにはいません。生半可な知識を身につけることは、かえって危険です。

歯周病菌は、むし歯菌のように歯そのものに悪さをすることはありませんが、歯を支える歯肉や骨をじわじわと壊します。かかり始めのころは痛みもないので気づきませんが、深く静かに潜行し続けるので厄介です。

また、歯周病菌は糖尿病を引き起こすことがあり、糖尿病の人が歯周病にかかると症状が悪化するといわれています。歯周病菌が炎症を起こし、血栓ができて心筋梗塞や狭心症の原因となることもあるし、肺に入り込んで肺炎を引き起こす場合もあります。

このような歯周病菌を口のなかに放置しておくことはとても危険なことなのです。

❖朝一番の舌の掃除で、口の中の細菌を80%減少

きんさん、ぎんさんは、毎朝起床するとすぐに針金の銅線を使って〝ベロ掃除〟をしていたといいます。なぜ銅線かといえば、マイナスイオンが出るからです。

病原菌や悪臭はプラス帯電しているので、銅線から出てくるマイナスイオンで中性になり、汚れが落ちやすくなるというわけです。

しかし、きんさんもぎんさんも、そういうことを知ってやっていたのではありません。昔からの言い伝えというか、生活の知恵として親からいわれて銅線を使っていたそうです。

朝起きてすぐに〝ベロみがき〟をしたのも、「1日のうちで口の中の細菌が一番多いのが朝起きたとき」という科学的データを知っていてやったわけではありません。

銅線みがき同様、昔からの言い伝えです。木綿糸でみがいたり、竹ベラのようなものでこそげ取ったりした人もいたという話も伝わっています。

細菌が激減し、きれいになった歯や歯ぐきや舌で朝食を食べると、おいしく感じます。明治

時代の人は、食前に〝ベロみがき〟をすると朝食がおいしくなるということを知っていてそうしていただけなのですが、それは科学的理由に基づいた行為だったたわけです。

ところが、第二次世界大戦後になると、歯をみがくのは食後すぐがいいと教育されるようになり、朝起きてすぐの習慣はなくなります。つまり、バイ菌と一緒にご飯を食べるようになったということになります。

そして平成18年、介護保険制度が改正され、介護予防を重視する方針が打ち出されました。その介護予防で国が「お口の中をきれいにしましょう」と。

私が一番先に取り組んだのが、皮肉にも口腔ケア、つまり「ベロ掃除」だったのです。

介護予防の主な目的は、高齢者が介護状態になることを防ぐこと、すでに要介護になっている高齢者の状態をそれ以上悪化させないことの2つです。

高齢になると嚥下（えんげ）（飲み込む）機能や咳をする力が低下して、口の中の細菌が気管に入り、誤嚥性肺炎を引き起こし、命を落とすケースが増えています。

それを防ぐために歯、歯ぐき、舌、口腔粘膜の掃除をしっかり行って細菌を減らすと同時に、摂食機能・嚥下機能を回復させることが求められるのです。

❖キリンとアサヒの違いがわかるベロ掃除

私の家からそう遠くない町の中央小学校の空き教室を、社会福祉協議会が高齢者のサロン活動の場として利用できるようにしました。

80〜90歳の老人30人ぐらいが、平成17年から毎日朝の9時から午後4時までそこへ行って、子どもたちと一緒の給食を食べて、1日過ごして帰られます。給食費は310円で、自腹です。

私は、その30人の人たちの口の中を、毎月1回、きれいに掃除してあげています。1人に10分ばかり時間をかけて、入れ歯の掃除をしたり、舌のケアを徹底し、残っている歯をみがいたり、粘膜マッサージをしたりしているのです。

2回目に出かけたとき、ある老人から、

「あんたに掃除してもらってから、食事がうまくなったよ」といわれました。週2回の舌のケアを1カ月続けただけでこの効果です。

「キリンとアサヒの違いがわかるようになった」と、うれしそうにいう人もいました。

奥さんにそう告げたら、「90歳近くにもなって、こっそり1人でビールを飲むな」と怒られたそうです。

それはさておき、食事や飲み物がおいしくなったというのは、味蕾が元気になったということで、とても喜ばしいことです。

「舌のケア＝ベロ掃除」をする前と後で味が違うというのは、ビールだけに限りません。コーヒーも味が違ったと何人も言っていました。これが「ベロ掃除」の効果なのです。

きんさん、ぎんさんは銅線で舌をみがきましたが、私はシリコンのゴムでみがいています。シリコンは、赤ちゃんの哺乳瓶の乳首と同じ素材です。歯ブラシは使いません。ナイロンの毛は石油でできているので、舌の粘膜を傷つけ、味蕾が破壊し機能しなくなってしまうからです。

3章

50歳で独立。歯科衛生士だからこそできる「歯とお口のケア」

❖歯科衛生士の仕事の始まりは「予防」

歯科衛生士という職業は、もともと連合国軍最高司令官総司令部（GHQ）の総司令官マッカーサーが作ったものです。昭和23年に歯科衛生士法という法律を作り、同時に保助看法（保健婦助産婦看護婦法の略称。平成13年に保健師助産師看護師法と改名）を同時に作りました。

終戦後、敗戦の傷も未だ癒えないような頃、マッカーサーは、「アメリカには歯科衛生士という職業がある。病気になる前の予防をするための職業がしっかりある。日本でも歯科衛生士という職業を作りなさい」と言ったと聞いています。

マッカーサーの言葉を受けて、昭和23年に、保健所に歯科衛生士を置くことになりました。ところが、当時の保健所は結核、赤痢、食中毒の対応に手一杯で、むし歯の予防などを考えている余裕がありません。

歯科衛生士養成の学校を作り、法律も作ったのですが、本当にお金持ちの自治体しか歯科衛生士を雇うことができなかったため、学校を出ても就職先がありませんでした。

昭和33年に国民健康保険法（昭和13年制定）を全面改正し、昭和36年に国民皆保険が施行されたとき、診療所に歯科衛生士がいても良いのではないかという意見が出てきました。そして皆保険と同時に、歯科医院に治療に来るようになったのです。

でも歯科衛生士は、法律では予防の業務しか与えられていませんでした。歯科医院に勤務するとなると、診療の補助の業務がなくては役に立たないということで、日本歯科医師会が診療補助を業務に加えるように要請してきました。

実のところ、当時の歯科衛生士は、本当は診療補助という業務を加えたくありませんでした。

「やっぱり、私たちは予防の業務です」

と主張して頑張ったのですが、業界の力関係もあり、結局、歯科衛生士の業務に診療補助という業務がつくことになりました。

そのようないきさつはありましたが、歯科医院に歯科衛生士が勤務できるようになって、専門学校はどんどん増えていきました。現在、歯科衛生士の養成学校は166校あり、年間で6500人ぐらいの卒業生が出ています。

2016年（平成28）には、就業歯科衛生士は12万3831人で、10年間で3万6000人以上増加しています（厚生労働省調べ）。

私が歯科衛生士という職業を選んだきっかけは、高校の時に図書館にあった職業選択の厚い本でした。もともと手に職をつけたかったのですが、何になろうかなと女性編をめくっていたら、歯科衛生士というのがありました。そこには「独立できる」と書いてあり、マッカーサーのことも書いてあったのです。

当時は歯科衛生士の学校が1年制だったこともあり、これはいいなと思いました。そこで、富山県の隣県である石川県金沢市の専門学校へ行きました。ところが、講師の先生はみんな歯科医で、習うことは道具の準備など歯科医の補助をする仕事ばかりでした。

独立のことは全く教えてもらえません。「これはうそつきや」と思いました。

それでも、卒業後1年は歯科医院に勤務しました。そこでたまたま富山の保健所に1人募集があると聞いたので、田舎に帰って試験を受けて保健所に入りました。保健所では、子どものむし歯予防や歯周病予防などの仕事をさせてもらいました。

❖歯科医師への架け橋ができるのは歯科衛生士

口の中をきれいにするだけなら、歯科衛生士ではなくても、誰にでもできるのです。

私が最初に〝歯みがき屋さん〟の店を出した時には、健康食品会社とか、ブライダル会社とか、美容師さんなどからも、「口腔(こうくう)ケアの仕事をやりたい」と言われました。しかし、正直なところ、他の職種の方に教えるのは複雑な気持ちでした。

当時、富山では、下着を売っている方が店の奥で歯の美容室をやっていたことがありました。大きなショッピングモールの中にあるお店でした。今は全国にホワイトニングのセルフ店が多く存在しているようです。このように、歯をきれいにする仕事は誰にでもできるものなのです。選ぶのはお客様なので、そのような店があるということは、それはそれで良いと思います。

ただ、私の店では、歯科衛生士の経験がある人しか従事させないので、何か歯の相談をされた時にきちんと歯科医院の先生を紹介することができます。

お店に来てくださるお客様は、最初は歯をきれいにするために来られるのですが、次第に質問や相談をされるようになります。その時、きちんと医療との架け橋ができるためには、やはり歯科衛生士の経験がないとだめだと思うのです。

私が保健所に勤めていた頃にもよく、「どこか良い歯医者さんはないですか？」と聞かれることがありました。けれども、公務員は特定の医療機関や先生の個人名などを挙げてはいけない決まりがあります。軽い気持ちで「あそこの先生が上手ですよ」などと言うことは絶対にご法度(はっと)なのです。

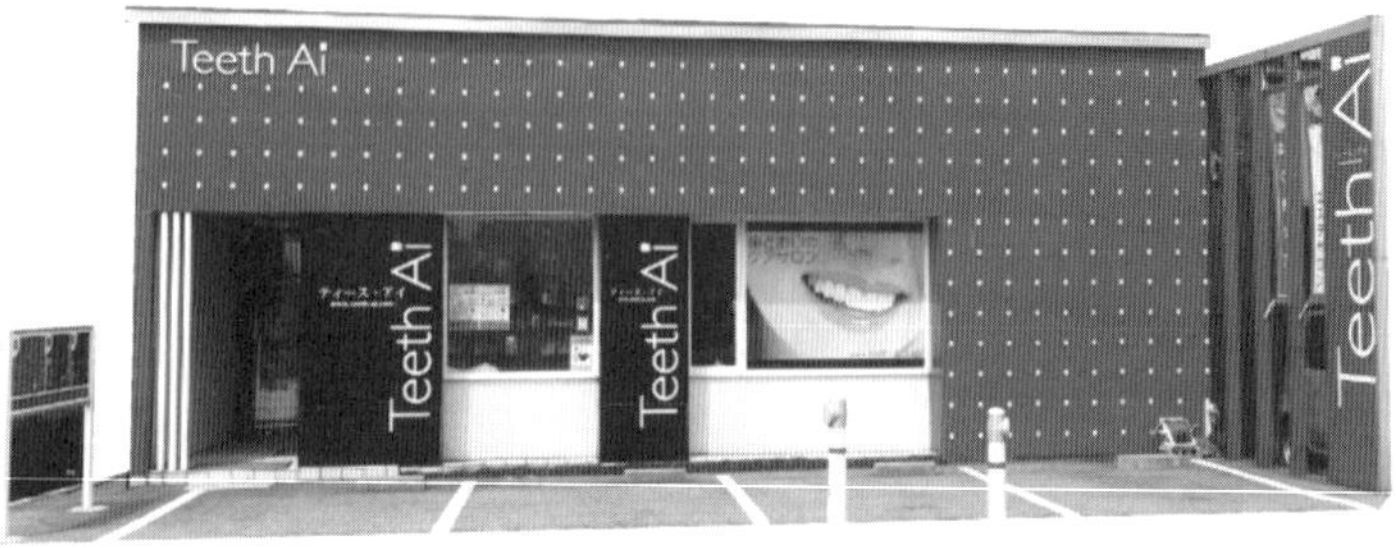

Teeth Ai

Teeth Aiの歯科医院紹介数

（人数）

カウンセリング （のべ数） カウンセリングを通して 患者さんを歯科医院に紹介 (2003年8月～2005年4月)	一般治療	32
	小児医療	48
	咬合治療 スポーツ歯科 矯正	18
	口腔外科	25
	寝たきり訪問	45
	老人義歯	45
	施設協力歯科医師	7
	合計	220

「『アポロニア21』2005.6月号」より

その点現在は、私は民間人の立場になったので、「あなたのその歯を抜くのだったら、あの先生が上手ですよ。とても評判がいいですから」と教えてあげることができます。先生への連絡もすることができますし、もし紹介した先生と気が合わないようなら、別の先生を紹介することもできます。

他の職業の方でも歯をきれいにすることはできますが、やはり先生との架け橋は歯科衛生士でなければできないのです。それも、地元にいる歯科衛生士でなければだめなのです。たとえば、私が東京の銀座に店を出したとしても、お客様に相談されたときに先生を紹介することができません。地元に店を出しているからこその付加価値だと思うのです。

これまで結構な数の紹介をしてきたのですが、先生の方からも面白いことを言われるようになりました。「精田君、あいうえお順で順番に紹介してよ」と言われるのです。

不公平をなくしてほしいとのことで、私は「はい、わかりました」とお答えしています。けれども、実際にはお客様に一番合っている先生をご紹介しています。

❖保健所から県庁へ、そして50歳で独立の道へ

私は42歳のとき、県庁に転勤になりました。県庁では県内のプランニングをする仕事を8年間担当していました。しかし、プランニングは現場の仕事ではありません。デスクワークが多く、いわば夢を語っていれば良い仕事です。その夢を紙1枚に集約することができれば良いのです。

けれども、私は技術屋です。現場のことを何も知らず、現場の声を聞かずに紙だけで素敵なプランを立て、予算を獲得すれば褒められるような仕事には、どうしても違和感を覚えずにはいられませんでした。ずっと座っている仕事だったので、トイレへ行くのが楽しみだったくらいです。

富山県の県庁は、廊下の幅がとても広い建物でした。その廊下で、皆は端っこを歩いているのですが、私は真ん中を走っていました。そのため、女性職員から注意されたりもしたのですが、私としては広い廊下で端っこばかりを歩くことが、逆におかしいことのように思えてなりませんでした。

そんなこともあり、ここは私にふさわしい場所ではないと思うようになったのです。

49歳のとき、「あと10年ここにいろ」と言われたら私はきっと行き詰ってパニックになってしまうと思いました。50歳の節目には、ちょうど勤続30年になります。きりも良いので、ここで辞めようと決心したのです。

辞める意思を固めてから一県民になるまでの一年間、辞めてからどういうふうに何をしようかと考えました。まず考えたのが、現場へ出たいということでした。

そこで思いついたのが歯ブラシ屋さんです。退職金の一部を使って、車庫を壊して歯ブラシ屋さんをつくることにしたのです。

❖中小企業診断士のありがたい指導

歯ブラシ屋さんを開業するためには、まず、税務署に届出を出します。次に、私は商工会議所に入会し、開業にあたっての起業塾で研修を受けました。そこで専門の中小企業診断士さんの指導を受けたのですが、初めての面接の日に、なんと「あなたの背中から〝歯ブラシオーラ〟が出ている」と言われたのです。

「あなたが店を出したら、『この歯ブラシを使わないとだめだ』って言うだろう。それではだめだ。お客さんのニーズに応えて、お客さんが欲しいという歯ブラシを売りなさい」と言われたのです。私が公務員をしていたということを知った上でのアドバイスでした。

本当はそのとき、判子（ハンコ）の作り方を聞きに行ったのです。にもかかわらず、その中小企業診断士さんは判子のことより歯ブラシを強制するなということを熱心に言われました。

けれども私自身も、きっと私は「この歯ブラシがいいです」と勧めるだろうなと思ったので、そのアドバイスは本当にありがたく聞くことができました。


その方は続けてこう言いました。

「お客様に『これが欲しい』と言われたら、『はい、ありがとうございます』と答えなさい。そして、『使っていて都合が悪いことがあったら、いつでも遠慮なく言ってくださいね』と言いなさい。たとえ100円の歯ブラシであっても、こちらの主張を押しつけてはだめだ。お客様が次に来た時に苦情を言われたら、その時に初めて良い歯ブラシを勧めなさい」

その人は本当に面白い人で、

「50歳の女に言うのは今しかない。3年経ったらもう言えない。あなたが初めて商売を始めるから、先に言ったのだ」

とおっしゃいました。私はもう、その人に足を向けては寝られないと思いました。今でも本当に感謝しています。

元来、歯科衛生士という職業は、ああしなさい、こうしなさい、これはダメですよ、あれはダメですよ、と指導する仕事です。けれども、商売をする上ではこちらの考えを押しつけるのではなく、100％お客様の希望を叶えてあげることに徹しなければならないのです。ですから、私も頭を切り替えるのに時間がかかりました。

お客様に悩みを相談されても、まずは聞くだけです。「そうですね。あー、そうですね」とひたすら聞くのです。そして、最後に「あなたならどうする？」と聞かれるのを待ちます。聞かれて初めて「うん、私ならそこのお医者さんはやめるわ」などと答えます。それから「じゃあ、どこがいい？」と聞かれて、初めてアドバイスやご相談に移るのです。本当に我慢、我慢の仕事です。

どんなに口を挟みたくても、「そうですね。そうですね」とひたすら相槌（あいづち）を打ち続けるのです。私はこの仕事でそういう忍耐力を訓練されたのだと思います。

歯ブラシ屋さんに限ったことではありませんが、サービス業の基本は、やはり我慢なのだと思いました。

❖歯ブラシ屋のおばさん

歯ブラシ屋さんを作った最初の頃は、物珍しさからかメディアが飛びついてくれたので、田舎のほうに店を出したのにも関わらず、いろいろと取材していただきました。

けれども、実際に歯ブラシを買いに来てくれるお客様はほとんどいません。歯ブラシや口の中をきれいにする道具を200アイテムぐらい準備したのですが、1年間で14万円ほどの売り上げしかありませんでした。

広告に「悩みの相談を受け付けます」などと書いているわけでもないのに、来店されるお客様のほとんどは歯の悩みを話す方でした。広告には歯ブラシ専門店だということと、可愛い歯ブラシの写真くらいしか載せていないのに、悩みを相談する方が来るのです。

多分、歯の悩みを相談に行く所がなかったのだと思います。保健所でも歯の悩み相談をしてはいるのですが、何となく気軽には行きにくい雰囲気があり、深い悩みなどを相談しづらいのだと思います。

単なる歯ブラシ屋さんだというところが、来やすかったのではないでしょうか。皆さん、90分ぐらい話して行かれます。私は悩みを聞くだけです。歯ブラシの1本も買っていかれない方ばかりで、商品を買わない代わりに菓子折や果物を持ってこられるのです。そのような状態がしばらく続きました。

半年くらい経った頃です。20歳くらいのお姉さんが歯ブラシを持って来店されました。歯ブラシ屋さんに歯ブラシを持って入って来られたので、「ああ、この人も悩み相談だ」と思いました。すると、彼女は

「歯のみがき方を教えてください」

と言ったのです。

「うちは歯ブラシを売っているお店です。歯みがき指導は医療行為にあたるので、ここではできないんですよ」

とご説明しました。歯みがき指導は、保険点数もつく医療行為なのです。すると、

「私はこの店を歯医者さんから紹介されてきたのです」

と言いました。どこの歯医者さんなのか聞いてみると、私が知っている地元の歯医者さんでした。地元の歯医者さんからの紹介を「私はできません」とむげに断るわけにもいきません。

「じゃあ、私は指導することはできないけど、お口の中をお掃除することならできるから、持って来られた歯ブラシでお掃除をしてあげますよ」

と言いました。その方を洗面所へお連れして、そこで3分ほどみがいて差し上げました。

みがくだけなら保険点数がつきませんので、医療行為ではないのです。みがき終わってうがいをした後、彼女は第一声で、

「あ、やっとみがき方がわかりました」

と言いました。そういう意図で行なったわけではなかったので、私はとても驚きました。

彼女はその日、歯医者さんで4回目の歯みがき指導を受けていたそうです。そこの歯科衛生士さんに「ここはこうしてみがいて」と教えられて習ったとおりにみがいてみても、次に行ったときにまた「まだ汚れています」と言われてしまい、とうとう4回目になってしまったそうなのです。

その様子を見ていた先生に「歯ブラシを売っているおばさんがいるから、歯のみがき方を聞いて来なさい」と言われて、その方はここへ来たのです。そして、今、私が実際にみがいてあげたとき、やっと歯のみがき方がわかったとおっしゃいました。

私はこの時、「これはビジネスになる」と思いました。

❖「1000人歯みがき」の挑戦

さて、歯みがきをビジネスにしようと思った私でしたが、じつは私も歯科衛生士として人にみがいてあげた経験はなかったのです。人にみがいてあげたのは、3人のわが子への仕上げみがきだけでした。歯科衛生士としては、口で説明するだけ、模型で説明するだけの、歯みがき指導しかしたことがありません。

現在では「口腔ケア」という言葉も一般に広まってきて、介護の現場などでも行なわれています。けれども、その当時（平成14年）は人の口をきれいにするという考えがあまりなかった時代です。

その日お店に来られた方には「歯みがきの仕方がわかった」と言われましたが、それはこの人だけの話かもしれません。そう思った私は、歯ブラシを1000本買い、1000人の歯をみがくことで歯みがきの腕をみがいてから、歯みがき屋さんを始めようと決めました。

1000本の歯ブラシを買い、さて誰をみがくかと考えて、まず隣町の婦人会の会長さんに相談することにしました。

「無料で歯をみがいてあげるから、公民館に人を集めてくれない？」

とお願いすると、婦人会の会長さんは、

「え？　無料でいいの？」

と聞きました。

「うん、無料でみがく方がいいから。とにかく人を集めて」

「それならチラシを作って」

と言われました。そこで、私は「無料で皆さんの歯をみがきます。公民館にお集まりくださ
い」という内容で、1枚のチラシをつくり、配布可能な枚数分のコピーをとって持っていきま
した。そのチラシを、会長さんは快く町内に回覧してくれました。

当日、2人の歯科衛生士を連れて公民館へ出かけていくと、そこには誰も来ていませんでし
た。かろうじて、義理で顔を出したような役員の人だけが来ていました。私は、

「何で皆さん来られないのかな」

と会長さんに聞いてみました。すると、

「人に口の中を見せるのは……、たとえば産婦人科の検診だって恥ずかしいでしょう」

と言われたのです。会長さんはさらに、

「いくら無料と言われても、人に口の中を見せるのは恥ずかしくて抵抗があるんですよ。特に
婦人会の人たちはそういうのを恥ずかしいと思う時代に生まれているのだから、無料で歯をみ

がいてあげると言ってもむずかしいでしょ」

と言われました。

❖「歯のエステ」の由来

さらに、公民館に人が集まらなかった原因として、会長さんは、

「〝歯みがき〟という言葉が悪いんじゃないの？」

とも指摘してくれました。それならどのような言葉が良いのだろうかと、私はいくつか良さそうな呼び方を提案してみました。

「プロフェッショナル・ティース・クリーニングは？」

「田舎のカアチャンがそんなのわかるわけないでしょう」

「では、略してＰＴＣっていうのは？」

「なおさらわからない」

「それなら、プロフェッショナルトレジャーは？」

「わかるわけがない」

「歯のクリーニングは？」

「それもよくわからない」

そのような感じでいろいろな言葉を並べていったのですが、最後に残ったのが「歯のエステ」という言葉でした。会長さんがその言葉を気に入ったのです。

私は「歯のエステ」にあまり乗り気ではなく、

「私の町には歯のエステなんかないんだよ」

と言ったのですが、会長さんは、

「これならわかりやすいよ。『歯のエステ』にするならもう一度回覧してあげる」

と言いました。

結局、歯みがきを「歯のエステ」に変えてチラシを作り、回覧してもらいました。すると驚くことに、今度は公民館にたくさん人が集まったのです。


婦人会の集まりだと思ったら、おじいさんまでも集まっていました。言葉一つでこうも変わるものなのだと実感し、それから「歯のエステ」を使うことにしました。

その日は午後4時まで公民館を借りていました。2人の歯科衛生士さんと一緒に、午後1時から始め、午後4時まで行なったのです。

実際にやってみて、良かったと思っていただいたのでしょうか、

「今、うちのお父さん昼寝しているけど、起こしてくるから待ってて！」

と言ってくださった人もいました。本当に起こして来られたようで、パジャマの上に上着を羽織ったいかにも起き立ての男性が現れ、汚い入れ歯を出して、

「この入れ歯もエステしてください」と言われました。

ようするに、皆さん、口の中は見せたくないけれど、エステだったらいいと思ったようなのです。「エステ」という言葉の響きが、きれいになるというイメージを与えるということなのでしょう。おじいちゃんもおばあちゃんも、「歯のエステ」という言葉一つで集まってくれました。

その様子を見て、「歯のエステ」という言葉が一番人の心に届くのだと実感したのです。

❖教育現場で「エステ」などとんでもない

こうして何度か「歯のエステ」を行なっているうちに、今度は中学校の養護の先生が訪ねて来られました。歯ブラシ屋さんで歯みがきをやっているという評判を聞きつけ、

「養護教員の集まりがあるので、そこで話をして、私たち全員の歯をみがいて欲しい」

と言われたのです。その方は養護教員の中心になっている先生だったのですが、訪ねて来ら

れたとき、実際に3分間歯をみがいてあげました。すると、その方は、

「これはいい。うちの中学校の2年生に、学校で歯のエステをやって下さい」

とおっしゃいました。

ところが、養護の先生が校長先生に「歯のエステ」をやりたいと言うと、校長先生はだめだと言うのです。学校教育の現場にエステティシャンを入れるとはなんぞや、ということなのです。公民館ではたくさんの人を集めてくれた「歯のエステ」という言葉が、今度はややこしい事態を引き起こしてしまいました。


それでも、養護の先生は頑張って下さいました。

「校長先生、違います。エステと言ってもきちんと歯をみがいてくれるのです」

と食い下がったのです。その熱意に折れた形で、時間外に各クラスの保健委員2人ずつだけなら、試しにやってみても良いという許可が下りました。

「本当は全部の子どもたちにやりたかったんだけど」

と言う養護の先生に、

「それでもいいわよ。行きますよ」

と答え、決められた日の夕方に学校へ行って24人の子どもたちの歯をみがきました。マンモ

ス校だったので、1年生は全12クラスあり、各クラス2人ずつでも全部で24人になったのです。

2人の歯科衛生士で出かけ、保健室のベッドを使って1人5分程かけてみがきました。体験した子どもたちは皆自分の歯の艶と輝きに驚き、友人と見せ合いっこをしていました。

私はそんな様子を1人のおじさんが覗いているのに気づきました。そして、その人を用務員のおじさんだと思ったのです。

数日後、中学校の保健委員が歯のエステを受けた感想を全校生徒に発表したと、新聞記事に小さく掲載されました。「歯みがき指導を受けるより、実際に歯をみがいてもらった方が、正しい歯みがきを自分の身体で覚えられた」というような内容でした。

その結果、中学2年生全員に歯のエステを行なう許可が下りました。それと同時に驚くことが判明しました。保健委員への歯みがき中に覗いていたおじさんは、実は用務員さんではなく、校長先生だったのです。

そうとは知らず、私は「何かやりにくいな」と邪魔に思ってしまっていました。校長先生がおっしゃるには、「エステだというから、どんな人が来るのかと思っていたら、意外と年増の女の人だった」とのことで、そのこともあって許可してもらえたようでした。

❖歯みがきは医療行為ではないという回答

歯みがき屋さんを開業するとき、私は厚生労働省へ行って、

「歯みがきは医療行為ですか」

と聞きました。「私は歯科衛生士ですけれど」ということも付け加えました。その結果、医療行為ではないという回答をいただきました。

「歯みがきは誰にでもできることです。もしそれを医療行為にしたら、お母さんが子どもにみがいてあげるのも医療行為になってしまいます」

ということです。もし、歯みがきが医療行為なら、それこそ毎晩歯医者へ行って歯みがきをしてもらわなければならなくなります。そんなことはありえません。

ただし、私が歯科衛生士の資格を持っているため、次の2点の注意を受けました。

＊歯科衛生士という名称は医療の現場以外では使用できないので、エステ業界では「歯科衛生士」を名乗ることは出来ない。

＊医療ではないので、医療用器具器材および薬品は、絶対に使用してはならない。

要するに、サロンでは歯科衛生士を名乗らず、医療器具、薬、機材を一切使ってはいけないと言われたのです。使っても良いのは歯ブラシと練り歯みがきのクリームだけです。

それで、クリームも歯ブラシもこだわっていろいろなものを使ってみました。

その結果、今のSEIDA式の「ウエルネスブラッシング」と「ホワイトニング」が誕生しました。歯ブラシは、アメリカまで行き、天然素材の歯を傷めないものを探しました。

みがき方については、老人ホームで歯と歯ぐきの健康なお年寄りに直接お話を伺い、基本のローリング法を見直しました。つまり、ローリング法を応用して編み出したのが、現在の方法です。

赤ちゃんからお年寄りまで1000人の歯をみがいたことで、机上でどんなに勉強してもわからないたくさんのことを知ることができたのだと思います。


歯医者さんに勤務している歯科衛生士さんは、歯ブラシとクリームだけできれいになるなんて不思議だと思っています。けれども、実際にきれいになるのです。あれもこれもとたくさんの器具を使わなくても、きちんとみがけばきれいになるのです。よく理容師さんが、「散髪の腕が良い人ははさみだけで切る。下手な人はバリカンを使う」と言います。

それと同じことで、歯ブラシとクリームだけを使うということが大事なのです。あれもこれもとたくさんの薬や器具を使って、電気製品もたくさん使ってきれいになるというと、お客様も「えっ、こんなに使わないときれいにならないの？」と思ってしまいます。

❖「口腔ケア」という言葉が介護保険の中にも登場

介護保険制度ができたのは、平成12年4月のことです。その中に介護予防として「口腔ケア」という言葉が入ってきたのは平成18年でした。「口腔ケア」は歯みがきではありません。口全体をきれいにすることなのです。

もちろん、口腔内には歯があるわけですから、当然、歯も掃除しなければなりません。それに加えて、入れ歯も、舌も、粘膜も掃除しなければならないのです。それを総称して「口腔ケア」と言います。

口の中はA4判の紙1枚ほどの面積を持っています。けれども、歯の面積は名刺ほどしかありません。28本持っていても、一生懸命みがいていても、名刺ほどの面積なのです。舌の面積は、口の中ではかなり大きな割合を占めています。A4判の紙の大きさの中で半分ぐらいが舌です。そして、残りの半分は粘膜です。

「口腔ケア」という言葉ができてから、「口の中の細菌を減らしましょう」「良い唾液（だえき）にしましょう」という意識が広がりました。口腔内の細菌が少なければ、お年寄りが誤嚥（ごえん）してしまっても肺炎にならないのです。

「口腔ケア」という言葉が入ってきた時期は、私の仕事ととてもタイミングが良かったのです。まるで用意されたようなタイミングに、厚生労働省には感謝、感謝という気持ちになりました。制度ができたからと言って、介護福祉士さんや看護師さんは高齢者の本当の口腔ケアを習ってきていません。そこで、私は県内に「研修をしますよ」というDMを出しました。新しい「学習」という分野の仕事です。

私はこの仕事を全国に展開していきたいと考えました。そこで、平成21年度に、歯科衛生士を対象として開業までをサポートするオーラルキャリアアカデミージャパン（ＯＣＡＪ）を開校することにしたのです。

前章でも触れましたが、歯科衛生士の免許を持っている人は全国に約25万人いらっしゃいます。その内で、働いている方は12万人くらいです。残りの13万人は、国家資格を持ちながら仕事をしていないのです。

ちなみに、厚生労働省の平成28年衛生行政報告例（就業医療関係者）の概況という調査では、平成28年末現在の就業歯科衛生士は12万３８３１人で、前回（平成26年）の調査に比べ７５３２人（６・５％）増加しています。

この13万人に「こんなお仕事があるよ。サロンも開けるし、高齢者のお口をきれいにしたり、小学校へ行ったりいろいろなことできるよ」ということをお知らせしたいと思いました。13万人にお知らせするには、1億2700万人の国民全員に知らせないと情報が伝達できません。

それで、本を出版したいと思ったのです。

13万人にお知らせすることができれば、日本中のあらゆる場所で、地域に密着したサロンを作ることができるのです。アカデミーの活動により、資格を持ちながら仕事をしていなかった歯科衛生士さんが仕事の場を得ることができ、それぞれのサロンの活動によって社会に貢献していくことができれば素晴らしいと考えています。

❖地域に密着したサロンづくり

私は決して大きいサロンを開こうとは思っていません。なぜかというと、歯科衛生士は地域に密着したサロンを作ることが得意だと思うからです。

そこの地方の言葉で人とおしゃべりし、その人のお口をずっと見ていくという裏切らないビジネスが、歯科衛生士は得意だろうと思います。

私のサロンでは、開店当初からずっと長く通ってくださっている方がいらっしゃいます。結婚、出産、育児を経験されながら、変わらずに通ってくださっているのです。今では2人のお子さんのお母さんになられましたが、月1回、親子で一緒に来店されています。

地域に密着しているからこそ、このようにお客様の成長を見守ることもできるのです。お客様の成長を見守ることが、今では、私の楽しみの一つになりました。

私がサロンに持っている想いは、昔の「床屋さん」のイメージです。

「床屋さんに行ったら、いろいろなことを知っているおばちゃんがいて、アレコレと教えてくれる」ような、いわば地域のコミュニケーションづくりの場所です。そういうサロン作りをするのは、ほとんどが女性の歯科衛生士には合っていると思うのです。

子どもの頃、月1回程度、髪が伸びたら「床屋さん」に行ったという記憶がある人も多いでしょう。「歯とお口をキレイにするサロン」を、それと同じ感覚で出かけられる場所にしたいと思っています。

女性には育児出産があるので、どうしてもフルタイムで歯科医院に勤務することは難しくなります。今は歯科医院も診療時間が長くなったので、夜の勤務が長くなりました。

子育てをしながらの勤務はさらに難しくなったのです。子育てしながらできる仕事となると、昔の「床屋さん」のイメージである「歯みがきサロン」がぴったりだと思います。

私のサロンでは、介護予防として地域包括支援センターや福祉団体から依頼があり、定期的に「口腔ケア」「口腔機能向上」という名目で出張して、歯とお口をキレイにする仕事をしています。

福祉施設や学校などに出向いて社会貢献できる仕事ができるのも、サロンの大きな意義であると思います。

仕事をしながら社会貢献もでき、地域に密着したサロン作りをできるのが歯科衛生士の特徴だと思います。大きなショッピングモールにドーンとサロンを建てたいなどという気持ちは、私にはありません。

地域に密着したスタイルのサロンを全国に作っていきたいというのが私の夢なのです。

4章

SEIDA式
「はぐきパック&マッサージ法」
「ウェルネスブラッシング法」

❖リラックスできるツボ

お年寄りも子どももも、口の中を歯ブラシとクリームでみがくと、思わず「おーっ」と声を発してリラックスできるポイントがあります。実際に自分でやってみると、気持ちのいい場所がわかります。

それはどこかというと、アメを食べたら皮がむけるところといえばわかっていただけるでしょうか。

好きでやっていたわけではないのはわかりますが、嫌がる幼児を押さえつけて無理やりみがいたり、夜眠っている間に歯みがきをしたりするお母さん！　それは愚の骨頂です。

そんな方法はダメだと私が学会で発表したら共感を得、助産師さんや看護師さんの専門学校などから授業に来てくれといわれ、今いくつかの学校に行っています。

気持ちいいと感じるところからやっていけば、子どもが嫌がりません。自然に覚え、そのうち自分１人でもやれるようになり、仕上げみがきも早く卒業できるのです。そういうことを学会で発表したのです。

小さな子どもの歯みがきは、抱っこしても座らせてもできます。どんな風にしてもかまいませんから、まず気持ちいいところからゆっくりやってあげることです。

歯みがきは生活習慣ですから、無理やりやるというのはよくありません。押さえつけてみがけばむし歯にはならないかもしれませんが、歯みがきは嫌な行為だという先入観がこびりついてしまいます。幼児の頃から「歯みがきは楽しい行為だ」と思わせたら、歯やお口にも気を使うようになるはずです。

ブラシの毛先とクリームでゆっくりと血液の流れとリンパの流れを誘導していくと、気持ちがいいので、子どもは歯みがきを嫌がらずに励行するようになります。

次に、子どもが歯みがき好きになる方法やツボマッサージについてお話しすることにしましょう。

❖「歯ぐきブーム」の予測

歯とお口をキレイにするサロンの新しい展開は、新しいブームが起きると予測します。口をキレイにするといえば、日本人は「歯をみがく」とイメージしますが、高齢者には歯がありません。したがって、高齢者の場合は「すでに歯はもう無い、口の中にあるのは舌や粘膜、歯を支える歯ぐきであり、口の中全体をキレイにすることが大切」なのです。

そこで私は、日本で歯ぐきブームが起きると予測しています。

「自律神経」という概念が西洋医学によって明らかにされるはるか以前から、東洋医学では、それを「経絡（けいらく）」と呼び、その末端を「経穴（けいけつ）」と呼んで病気の治療や予防に役立ててきました。

私たちが「ツボ」と呼んでいるのは、その経穴のことです。

今日では、ツボを刺激することで調子のよくない体の個所の血流がよくなり、症状が改善されることは、西洋医学でも認められています。

手のひら、足の裏、耳にツボがあることはよく知られていますが、口の中にもツボがあることを知っている人は少ないでしょう。お医者さんの中にも、知らない人がいるくらいです。

しかし、よく考えてみれば、頭、顔、背中、腕、足と人体のあらゆる部位にツボは存在するのですから、口の中にツボがあっても何の不思議もないことがわかります。

では、口の中のどこにツボがあるかというと、歯ぐきです。歯ぐきには、五臓六腑（ごぞうろっぷ）に効くツボがいっぱいあるのです。

高齢者の人で、臓器で弱いところ、たとえば肝臓が弱かったり、膀胱（ぼうこう）が弱かったりした場合、歯ぐきのツボをマッサージすると具合がよくなってくるようです。

ツボを刺激するということは、血液の流れをよくすることですから、足裏、手のひら、耳などのツボマッサージと合わせて歯ぐきのツボマッサージをすると、効果が倍増します。

ご自身でマッサージするのもいいですが、口の裏側は自分では見えませんから、私たち歯科衛生士が本書のツボ図を頭に入れて、お客さんに説明しながらマッサージするとよいと思います。

厚労省が平成28年に行った「歯科疾患実態調査」による歯肉の状況をみると、4ミリ以上の歯周ポケットを持つ人の割合は、高齢になるにつれ増加しており、年次推移をみると、ほぼ全ての年代で高値を示しています（次ページの表・図参照）。

そうならないためには、いつも口の中を清潔にし、正しい歯みがきをしてバイ菌の繁殖を抑えると同時に、歯ぐきのマッサージを実行して歯肉の血流をよくすることが大切です。

4ミリ以上の歯周ポケットを有する者の割合の年次推移

(%)

年齢階級（歳）	1999（平成11年）	2005（平成17年）	2011（平成23年）	2016（平成28年）
15～24	10.4	7.2	8.5	17.6
25～34	21.5	21.6	17.8	32.4
35～44	31.5	26.6	24.3	42.6
45～54	43.4	42.2	33.2	49.5
55～64	50.0	49.8	47.0	53.7
65～74	45.5	48.9	46.5	57.5
75～	28.0	36.5	44.9	50.6

注1）平成11年（1999年）と平成17年（2005年）以降では、1歯あたりの診査部位が異なる。

注2）被調査者のうち対象歯を持たない者も含めた割合を算出した。

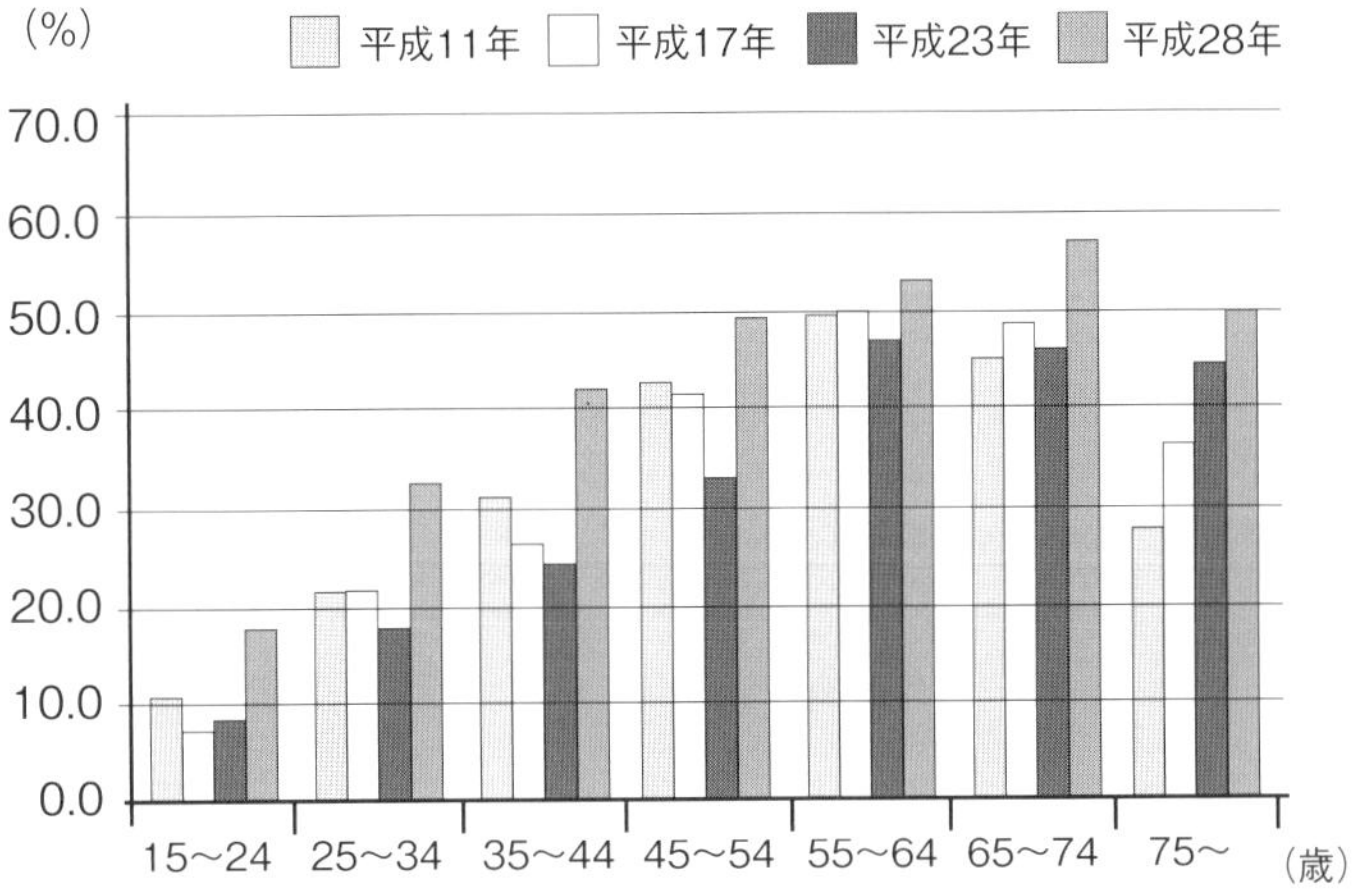

「平成28年　歯科疾患実態調査結果の概要」より

❖佐藤二三江氏の「歯ぐきのツボで健康になる」

佐藤二三江（ふみえ）さんは、私の尊敬する大先輩の歯科衛生士です。

雑誌『健康医学』（健康医学社発行）では2008年10月号で、「長寿は歯の健康から」という特集を組みましたが、その監修にあたったのが佐藤二三江さんでした。

そこでは佐藤さんを「予防歯科分野のリーダー的存在」と紹介してありました。

佐藤さんは、早くから歯ぐきのツボに注目し、

「歯があるとないとに関係なく、歯ぐきのツボをマッサージすると健康になる」

と、ツボマッサージの重要性を説いてきました。口内の歯ぐきのツボと内臓の関係だけでなく、手足のツボと内臓の関係も合わせて示したのが次の図です。

ためしに、この図を見ながら、体調がよくないと思われる体の位置に該当する歯ぐきのツボを指先でマッサージしてみてください。いい兆しを感じたら、毎日やってみることをお勧めします。効果が期待できるはずです。

ツボマッサージは、最近では「デンタルリフレクソロジー」とか「オーラルリフレクソロジー」と呼ばれたりして、若い女性たちにも人気が出てきました。

SEIDA SHIKI GUM PACK & MASSAGE

口腔と全身の関係

SEIDA式 歯ぐきパック＆マッサージ

考案者 精田紀代美

口腔内全体には東洋医学に基づいた**「臓器のつぼ」**がたくさんあります。この「SEIDA式歯ぐきパック＆マッサージ」は、いずれも副作用のない**絹（シルク・セリシン）**を用いた施術です。歯ぐきパックによる吸出し法（デトックス）と歯ぐきマッサージで、ダブルデトックスします。施術で、口腔内環境の改善（抗菌・保湿）や口腔内粘膜の血液の流れの改善を図ります。また定期的に施術することで、臓器の機能や口腔機能の維持向上を図ることができます。

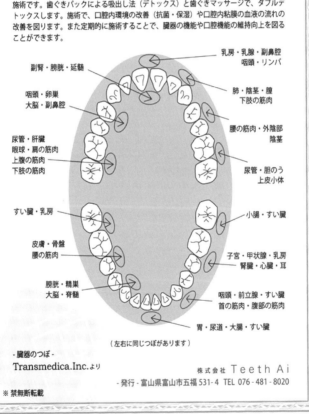

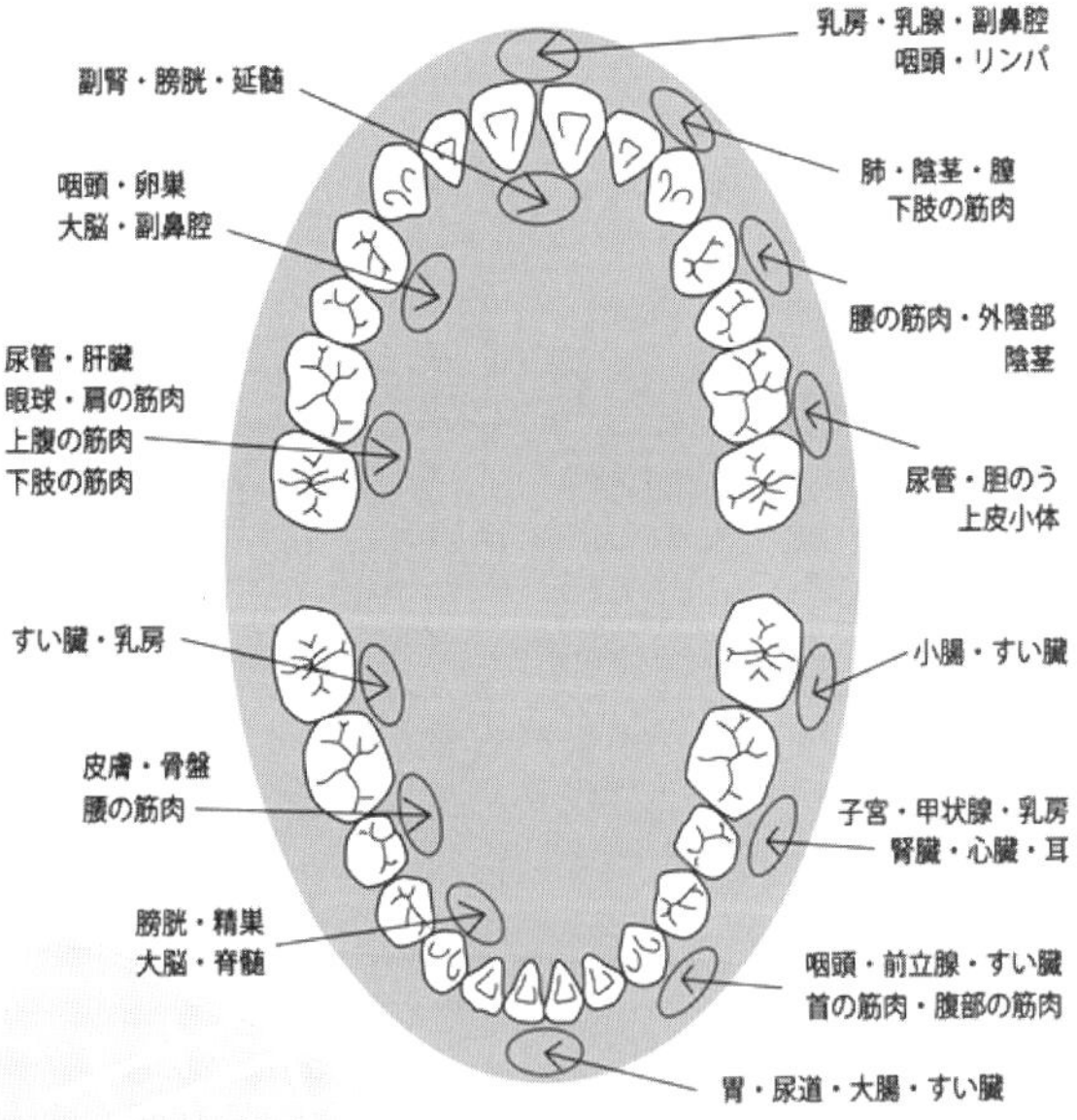

（左右に同じつぼがあります）

- 臓器のつぼ -
Transmedica.Inc.より

株式会社 Teeth Ai
- 発行 - 富山県富山市五福531-4 TEL 076-481-8020

歯ぐきのツボマッサージをすると、さまざまな効果が得られます。

①歯ぐきの血のめぐりがよくなり、子どもの頃のようなキレイな色の歯ぐきに戻る効果
②唾液の出がよくなり、口内の殺菌力が強くなる効果
③内臓など体全体の調子がよくなる効果
④免疫力が向上する効果
⑤口の中を爽やかにする効果
⑥リラックス効果など

❖「まゆ&繭」はぐきパック&マッサージクリーム

宣伝めいた話が続いて恐縮ですが、私は、はぐきパック及びマッサージクリームなどをポーチケースに入れた「まゆ&繭」を2010年秋から販売を開始しました。

セットにし、業務用として歯医者さんに研修付きで販売しています。歯科衛生士には、技術を指導して覚えてもらい、患者さんには歯科医院にきてもらって、そこでマッサージをし、施術料としていただくというシステムです。

私が「歯とお口のケアサロン」を富山市内に開業したのは平成15年（2003年）8月のことで、富山県歯科医師会の会長先生には、歯科医師会が運営する歯科保健医療総合センターに私の店の商品の陳列・販売を勧めていただくなど、支援していただきました。

開店当初、全国各地から見学に来られた歯科医の先生方からは「地元の歯科医師会からの圧力はないのか」と聞かれましたが、「圧力どころか、応援してもらっています」と私が返事すると、不思議そうな顔をしていました。

雑貨であるオーラルケアグッズを売る販売業とケアをやるサービス業を兼ね備えたビジネスを行なっているのが私のサロンです。歯科医院に通いたくても今一歩足を運べないという方は案外たくさんいます。

そういう人が、ケアサロンならと思って気軽に歯の悩みを相談に来ます。自分に合う歯科医院を紹介してほしいという人もやってきます。

保健所に勤務していた頃は、名指しで歯科医院を紹介するということは、立場上、できませんでしたが、ケアサロンなら法的にも問題なく堂々とそれができます。そんなわけで、歯科医のアンテナショップ的な役割も担えると自負しています。

私は今、こうした考え方に同意してくださる全国の歯科衛生士に、歯とお口のケアサロン「TeethAi」の経営を呼びかけています。

歯科衛生士の役割は、歯科医が治療しなければならないような疾患がない限り、その人の歯とお口全体、つまり「歯と歯ぐきと舌と口腔内粘膜のすべて」を傷つけることなく、清掃道具を用いてきれいにすることで口の中の細菌を減らすことです。

口の中は、歯みがき剤、歯ブラシ、舌・粘膜用ブラシだけできれいにできるはずですが、歯の裏側は見えにくいので、口の中をきれいにするお手伝いをしてあげる専門家が現れても少しもおかしくありません。

せっかく歯科衛生士の国家試験に合格しているのに就労していない歯科衛生士の人たちに、もう一度、仕事に復帰してほしいという思いも後押ししています。

❖ヌルヌルの正体はバイオフィルム（細菌類の集合体・生物膜）

歯ブラシのテレビＣＭなどを通じて、「プラーク」という言葉を聞いたことがあると思います。歯の表面にこびりついてむし歯や歯周病を引き起こす垢のことで、「歯垢」と訳されています。

このプラークの塊（デンタル・プラーク）がバイオフィルムの代表格です。プラークは１種類の細菌の集まりではありません。ミュータンス菌を始めとする約４００種類もの細菌類が集まって、バイオフィルムという集合体を形成するのです。

プラークは、歯と歯の間とか、歯肉溝（歯と歯ぐきの間）とか、入れ歯の金具の周辺といったみがき残しがちな不潔な場所で増殖します。

同じ口の中でも、歯と歯周ポケットでは環境が異なり、バイオフィルムを構成している細菌類が違っていることがわかっています。

バイオフィルムは、身の回りのいろいろなところにあります。川底の石の表面のヌルヌル、台所の流しの配水管のヌルヌルも、バイオフィルムなのです。

バイオフィルムは、水で流しただけでは取れません。

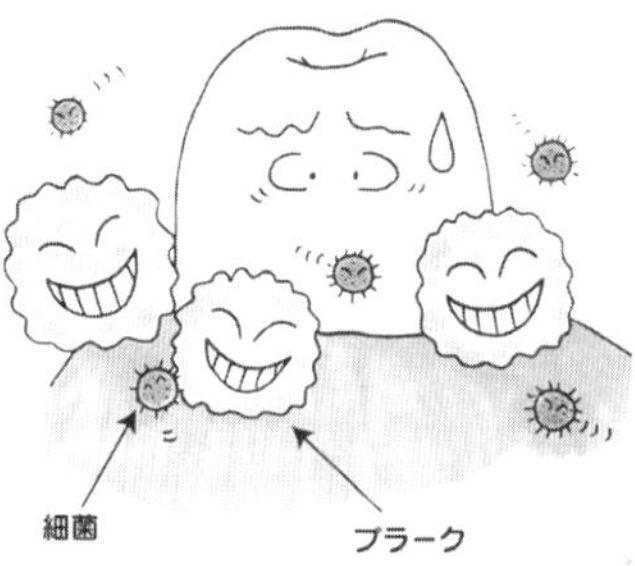

プラークは最近を大量に含んだかたまりです。

排水溝の汚れは、ゴシゴシこすって取らないときれいになりません。歯にこびりつくバイオフィルムも同じです。バイオフィルムは、ただ口をすすいだだけでは取れません。歯みがきだけでも取れませんし、抗生物質などを使っても完全に死滅させることがむずかしい厄介な敵です。

歯科医は、ＰＭＴＣというクリーニング方法でバイオフィルムを除去します。歯を赤い色の薬で染めて、バイオフィルムがこびりついている個所をあぶりだし、専門器具でバイオフィルムを除去し、フッ素でコーティングするのです。

一度やれば大丈夫というわけには行かず、定期的に除去する必要があります。

さて、あるとき私はこのヌルヌルとしたバイオフィルムを、シールをはがした後のネバネバを取り除くことに似ていると気付きました。それは、母の入れ歯掃除の仕方を見てヒントを得たのでした。

私の母は85歳になりますが、40代の後半から総入れ歯にして以来、その入れ歯は一度も作り直したことがないという代物(しろもの)で、母は「入れ歯は、貯金通帳の次に大事だ」と自慢しています。

「この入れ歯を入れた先生は他界してもうこの世にはいないから、作り直しができない」とも言って、とても大事にしています。

お盆に実家に行くと、母親が入れ歯をこんなふうに掃除していました。

「入れ歯はヌルヌルになるので、口の中が気持ち悪い。だから、そのヌルヌルを爪でこそぎ取っているんだよ」

むし歯菌や歯周病菌が口の中で生きている日数は約2週間だそうです。約2週間経つといなくなるかというと、そうはいきません。子孫を残して死んでいくからです。

顕微鏡で見ると、むし歯菌はむし歯菌同士、歯周病菌は歯周病菌同士で、それぞれ固まった状態で死んでいきます。他のバイ菌と一緒には死なないそうです。


死んだ菌を触ってみると、粘っこい糊のようなものになってくっつき合っている。この状態を専門用語で「バイオフィルム」（生物膜）と呼んでいます。

入れ歯をヌルヌルにする正体は、このバイオフィルムなのです。

私の母親は、そのねばっこいバイオフィルムを剥がすように取っていたわけです。

どうしてそんなやり方をするのかと私が尋ねると、母は、そうしないとヌルヌルが残ると言いました。その返事を耳にして私は、商品に貼られたシールが頭に浮かびました。

シールを剥がしたときに、糊が残ることがあります。その糊を取ろうとしてブラシでこすると傷がついてしまいます。

そうかといって、そのままにしておくと、残った糊にゴミがくっついてしまいます。あれと同じだと思いました。だから母親は、自分でいちばんきれいに取れると思う方法で掃除していたのです。

「あんたは歯科衛生士というプロなのだから、入れ歯を傷つけることなく、ネバネバをきれいに取る掃除道具とか掃除方法を考えたらどう?」

母にそう言われて、何かいい方法ないかと思ってひらめいたのは、ピンセット、スケーラー、ミラーなどの「7つ道具」でしたが、そういうものを使わなくても入れ歯のブラシで何とかうまく取れるのではないかと考え直しました。

入れ歯用のブラシは、ちょっと硬めです。それに研磨剤の入っていない匂いのいいクリームをほんのちょっと使います。

ブラシは水で濡らさずにクリームをつけます。

クリームはミカンの匂いがするオレンジオイルで泡は出ません。この方法でとてもきれいに掃除することができたのです。

❖口腔ケア専門家のアドバイス

口腔ケアで大事なことは、歯のバイオフィルムを剥がしてきれいにするということです。子どもが小さいときは、1回やるだけで、1週間ぐらいツルツルです。高齢者になると、ツルツルしているスパン（期間）はもっと短くなりますが、口の中の環境がよくなればスパンは長くなります。

簡単なケア1回で口の中が輝くようにきれいになるのです。だからといって、毎日毎日、たっぷりと時間をかけて口の中をきれいにするには及びません。

口の中をケアするには道具がいるという話を私がすると、「そういうのは、どこに売っているのか」と必ず質問されます。「歯医者さんへ行って買ってください」と返事してはいるのですが、歯医医院へ通っている人ばかりとは限りません。

口腔ケアの商品の選び方を紹介しておきますので、よかったら参考にしてみてください。

歯みがきクリームは、研磨剤含有の少ない普通のクリームがいいです。なるべくなら天然素材にしましょう。

むし歯の予防にも歯周病の予防にもいいというクリームはないので、どちらの防止のために使うかをはっきりさせて買うべきです。子どもだとむし歯予防ですから、「むし歯にいい」と大きな字で書いてある商品がいいでしょう。中高年の場合は、「歯周病菌の予防にいい」と書いてある商品を選ぶということになります。

「高いものの方が、効果があるのですか」とよく聞かれますが、商品のパッケージの裏に書かれた成分を確かめ、何に効くかをチェックする必要があります。

歯を白くするとうたっている歯みがきクリームがありますが、研磨剤が入っていて、汚れた歯の表面をこすって白くするので、長く使い続けると歯が薄くなっていきますから、使いすぎに気をつけないといけません。

日本人は歯のエナメル質が薄いので、なるべく研磨剤の少ないものを使うようにしてください。最近の歯みがきクリームは研磨剤が少なくなってきましたが、昔のものはタバコのヤニを落とすといって研磨剤の多いものがありました。

とくに老人の口の中をケアするのは、乱暴にやらないように注意しないといけません。高齢者の口の中は、生まれたての赤ちゃんのように粘膜がとても弱いので、乱暴にやると擦過傷（さっかしょう）（擦り傷）ができやすいのです。ガーゼや脱脂綿では血がついてきます。

柔らかい毛のモアブラシにクリームをつけ、保湿剤をつけると口腔を傷つけることなくバイオフィルムが取れます。水で洗ってちょっと絞り、またしてあげるということを繰り返します。また、反対側から見て毛が見えだした歯ブラシは、歯ぐきを傷つけたりするので、少し早めに交換した方がいいでしょう。

❖入れ歯の臭いツーン

平成13年にある施設へ歯の掃除に行ったことがありました。寝たきりのお年寄りが70人いる施設でした。そのときの体験話です。

その施設内にいくつかある廊下の中で、異様な臭いのする廊下が一つだけありました。ある部屋から出た匂いが廊下に漂っていたのです。

「どうしてこの部屋だけ、こんなヘンな臭いがするのでしょう」

と当時は寮母さん、今でいうヘルパーの方がいうのを聞いて、私はすぐにピンときました。

「これは、入れ歯の臭いです。誰か入れ歯を外したことがない人がいるのではないですか?手入れせずに使っている入れ歯は、ものすごい臭いを発するものなのです」

私がそう答えると、寮母さんは、

「ああ、あのおじいちゃんやわー」
その部屋へ行ってみると、高齢者が6人ベッドで寝ていました。悪臭の原因をつくっていると目星をつけたそのうちの1人に聞いてみると、20年間、入れ歯を1度もはずしたことがないとのことでした。想像できないかもしれませんが、そんな人がいたのです。

その人の口元を見てびっくりしました。入れ歯が盛り上がって大きく変形し、口を閉じることができない状態なのです。そのため、起きている間だけでなく、眠っている間もハアハアと臭い息を口から吐き続け、その異様な臭い(におい)が部屋の中だけでなく、廊下にも漂っていたというわけなのです。

入れ歯を口からはずすのは大仕事でしたが、20年という気の遠くなるような長期間、口の中に入れっぱなしでは、入れ歯はバイオフィルムの巣窟(そうくつ)状態になっているはずです。病気にならなかったのが不思議でした。

私は携行していた道具を取り出して、カランカランの状態で固まっているバイオフィルムを削り取りましたが、そのときの臭い(におい)といったら想像を絶する臭さ(くさ)でした。

大量のバイオフィルムを取ってもまだ臭いので、入れ歯の歯ぐきにあたるピンクの部分に臭いが吸着しやすいのではないかということに気づきました。

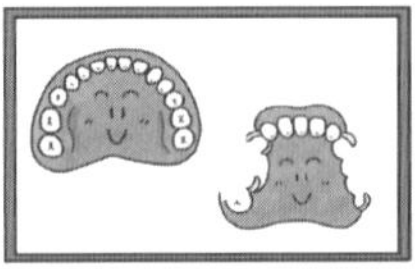

入れ歯の日常のお手入れ方法

プロがコツをお伝えします

禁無断転載

Ⅰ. 就寝前に、歯みがき粉のつや生活と義歯用ブラシを使ってお手入れ

1

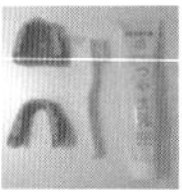

・つや生活
・義歯用ブラシ
・入れ歯
を準備する

2

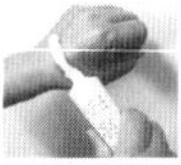

手の甲につや生活を4～7cm位出す

3

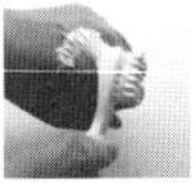

両方のブラシの部分につや生活をたっぷり浸みこませる

4

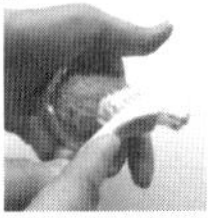

入れ歯は一方向に2～3回ずつブラッシングしてよごれをはがし取る
ブラシをゴシゴシ往復させると、入れ歯に傷だけがついて ネバネバしたしつこいよごれは取れないので注意

5

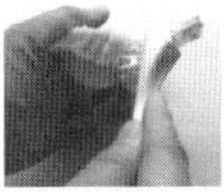

歯の部分も一方向に2～3回ずつ磨く

6

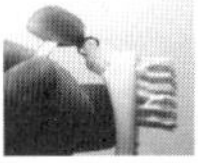

入れ歯の狭い部分や金具の部分は 先の細いブラシを使って磨く

7

2～3分間放置して、しつこいよごれを分離させる つや生活のオレンジオイルを浸みこませ 入れ歯の嫌なにおいを残さないようにする

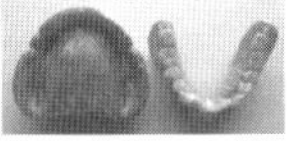

8

流水で洗い流す

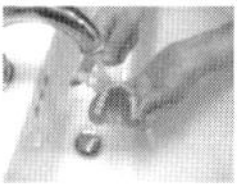

Ⅱ. 抗菌コマきらりで、一晩漬け置き洗浄

1

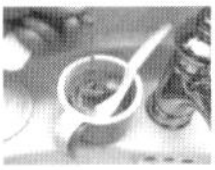

コップにⅠでブラッシングした入れ歯と「抗菌コマきらり」1個を入れ、ひたるくらいの水を入れ 一晩漬け置きします 翌朝入れ歯を軽く水洗いして口の中に装着します

2

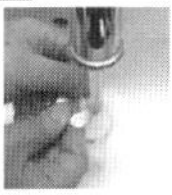

抗菌コマきらりのヌルヌルは 指を使って流水で落としてください その後は乾燥させて保存です

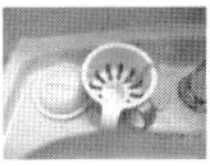

★「つや生活」の特徴

・オレンジオイルで茶渋を落とす
・しつこい汚れをサッと落とす
・入れ歯を傷つけずに、ツヤを出す
・オレンジの香りが口の中に広がる

★「抗菌コマきらり」の特徴

・繰り返し使っても効力は変わらないため経済的。(ただし、コマが変色したり、破損したら取り換える)
・スズは抗菌作用があり、人体に無害です

《ご連絡先》
歯科衛生士事務所ピュアとやま /TEL：076-481-8020

どうしたら臭わないようになるだろうかと考えました。たまたまバラの香りのする練り歯みがきを持っていたので、それを入れ歯に塗ってみがいてみることにしました。

かなり高価な歯みがき剤なので、ちょっともったいない気もしましたが、思い切って使ってみました。

しばらく置いてから水洗いですると、その入れ歯はすっかりバラの匂いになっていて、嫌な匂いは完全に消えていました。

「入れ歯のピンク色をした部分は、においを吸着しやすいの。だから、こまめに洗ってね」

と、そのおじいちゃんに教えてあげました。

❖バイオフィルムは1日にしてならず

入れ歯の掃除は、毎日毎日しなくても構いません。3日目に入れ歯がヌルヌルしてきたら、またきれいにすればいいのです。

練り歯みがきをつけてみがき、1分経ったら入れ歯を水で洗う。普通に洗い落とせばいいだけです。そうすると、ねばっこいのがなくなってツルツルになります。

その状態で食事をすると、食べ終わったあとでもまだツルツルです。次の食事もおいしく食べられます。私の母親は、何もしなくても3日間ツルツル状態が持続しました。しかし、さすがに4日目になるとバイオフィルムができて、また少しヌルヌルしてくるので、またきれいにしました。

バイオフィルムがつくのに3日か4日ほどかかっているということです。このことを頭に入れておきましょう。

お年寄りの口腔ケアを月にたった1回、それも10分間しただけなのに、食事や飲み物の味が前と違ってきて、ビールはキリンとアサヒの違いまでわかるようになった老人がいたことは前に述べました。

口の中のバイオフィルムを掃除して除去すると、口の中の悪玉菌が減ります。それに反比例して、善玉菌はどんどん増えていきます。

善玉菌には免疫力や消毒力があり、消化吸収のいい酵素を出して口の中の環境を改善し整えてくれます。

❖歯周病菌を減らす「LS1」

近年よく耳にするようになった「ピロリ菌」は、胃潰瘍（いかいよう）、十二指腸潰瘍、胃ガンを引き起こす原因とされているヘリコバクター・ピロリの略称です。

そのピロリ菌に効くといわれている「LG21」という乳酸菌があります。このネーミングをつけたヨーグルトが明治乳業から発売されているので、食べた人はたくさんいるのではないでしょうか。

正式な商品名は「明治プロビオヨーグルト　LG21」で、スプーンですくって食べるヨーグルトタイプのもののほか、ドリンクタイプのものも発売されています。パッケージには、商品名の下に「リスクと闘う乳酸菌」と書かれています。

ピロリ菌に感染している日本人は、5000万～6000万人といわれていますが、LG21にはピロリ菌を抑制する働きがあることがわかっているのです。

乳酸菌というと「胃や腸に優しい」というイメージが強いのですが、口の中を酸性にしてしまうので、むし歯の原因になると考えられてきました。

ところが、歯周病にも効く乳酸菌があることが発見されました。「LS1（エルエスワン）」と呼ぶ乳酸菌で、〝乳酸菌の権威〟でLG21の発見者でもある東海大学医学部の古賀泰裕教授と湖池屋が共同開発しました。

古賀先生は、最初、歯周病菌もピロリ菌のようにLG21で死ぬのではないかと考えて実験したそうです。ところが、歯周病菌はシャーレの中ですっぱい酸を発生したので、これでは口の中で歯がとけてしまうと結論付け、酸を発生しない別の乳酸菌はないかと探して見つけたのが「LS1」という乳酸菌だったということです。

LS1は、人の口の中に住んでいる善玉菌で、歯周病菌に対する殺菌作用があります。LS1は歯周病菌よりも速いスピードで増殖するのが特徴なので、増やすことで歯周病菌の増殖を抑えることができるのです。

古賀先生によれば、LS1を口の中に取り入れると次のような3つの効果が期待できるということです。

①歯周病や口臭の原因菌に対する殺菌効果
②歯周病菌が直接の原因である口臭を抑制する効果
③唾液のph値を正常化する効果

乳酸菌ＬＳ１は、口の中を酸性にしないので、就寝前に食べてもむし歯になる心配はありません。ＬＳ１を配合した乳酸菌含有食品には、湖池屋の「クリッシュ」があります。

ＬＳ１やＬＧ21のような善玉菌を補うことで悪玉菌の増殖を抑え、口の中や体内の環境バランスを整える考え方を「プロバイオティクス」と呼んでいます。

歯をみがいたあとに、それらのタブレット（錠剤）を１粒、１分ぐらい舌に乗せていると、溶けて歯周病菌を殺してくれます。あとは、うがいしてその死骸を掃除して排除すればいいのです。うがいせずにそのままほうっておいても構いません。

これが歯周病をやっつける手っ取り早いやり方です。

富山県上市町（かみいちまち）にある「おたっしゃ家（け）」へは、５年間口腔ケアに行っていました。「おたっしゃ家」は、当地の方言「お達者け」をもじった命名で、75歳以上の高齢者を対象にして、健康チェック、子どもたちとの触れ合い、趣味活動、口腔ケアなどを学校の空き教室を利用して行なっています。

そこには80代、90代のお年寄りが30人くらい生活していますが、私が口の中をきれいにしてあげるだけで、見違えるように元気になった人を私は何人も見てきました。

5年経っても、ちっとも老け込まず、私の方がかえって年老いてしまったような印象すら受けるくらい皆さんとても元気です。実際、この5年間で亡くなった人はわずか3人。口をきれいにすることについては、今までは歯だけをみがいてきました。学校でも歯医者さんでも「歯をみがけ、みがけ」といいます。

「永久歯は上下合わせて28本しかなく、抜歯などで一度失われたらもう二度と生えてこないのだから、そうならないように歯をみがきましょう」と教えています。

しかし、歯の表面積は名刺程度で、舌のそれと比べるととても小さいのです。歯ぐきや口腔粘膜などを合わせるとお尻より大きくなります。それだけの面積を持った口の中をきれいにしないといけないのです。

❖口の中の環境を変えれば毎回しゃかりきにみがく必要なし

口の中のさまざまなバイ菌が集まって形成される「バイオフィルム」（生物膜）の話は前にも述べましたが、そのバイオフィルムは口の中のどこに残るかというと、歯ぐきのまわりと歯と歯の間です。

それ以外のところは、日ごろのブラッシングで十分取れていてツルツルしていますから、ゴシゴシみがく必要はありません。

にもかかわらず、よくみがかなければならないと思い違いしていて、必要以上に長くみがいている人がたくさんいます。みがく箇所は、風呂場のタイルでいうと、目地（溝）のところだけです。そこを注意してみがけばいいのです。3回くらいなでるようにしてそこをみがくだけできれいになり、ツルッとしてきます。

歯ブラシの先の方でみがくと、「ああ、取れたな。はがれたな」という感触が伝わってきます。歯ブラシを横にしてゴシゴシとみがき続けると、歯も歯ぐきも磨耗してすり減っていくのでよくありません。

小さなブラシで歯と歯の間を縦方向にみがくのが、正しいみがき方です。

バイオフィルムを剥がし取った歯の表面は、エナメル質がまるで宝石みたいにきれいに光るようになります。光を当てて鏡を覗いてみると、歯の表面にきれいな艶が出ていることがわかります。

舌先で舐めてみると、みがいた前歯がツルツルになっていることがわかります。奥歯もみがく前との違いがはっきりと実感できます。

入れ歯でも同じです。入れ歯にこびりついていたバイオフィルムが取れると、食事をしてもお酒を飲んでもツルツルした感じがします。

何日か過ぎても、舌に触れた感触がツルツルしていたら、まだバイオフィルムがついていない証拠です。ネバネバしてきたら、バイオフィルムがついたと考えて掃除しましょう。

毎日、毎回掃除する必要はありません。3日に1回なら3日に1回、ネバネバしてきたと感じるようになったら掃除すればいいのです。掃除するスパン（期間）が長くなればなるほど、口の中の善玉菌が増えたと思えばいいのです。

唾液もサラサラになってきたら、善玉菌が増えたと思っていいでしょう。

口の中の環境を清潔にすると善玉菌も増えるということです。このことを私は「おたっしゃ家」の現場で教えてもらったのです。

高齢者の口の中をきれいにしていて、「バカみたいにみがかなくても、歯の表面がツルツルになるのだ」ということを知ったのです。

このことを私は、「SEIDA式ウェルネスブラッシング法」と名づけました。

5章
誤嚥性肺炎入院がゼロになった!!

❖お年寄りの口腔ケアの指導を依頼される

私は、考案した口腔ケア技法で、「特養（特別養護老人ホーム）」の入居者の誤嚥性肺炎をなくそうなど、始めからまったく考えてもいませんでした。そのような目標を立てて介護の仕事をお引き受けしたわけではないのです。

そもそも介護職員さんに口の中をきれいにする方法を教える――。このことを依頼されたのは平成21年のことでした。口腔ケアは私のプロとしての仕事だと思っていたので、介護職員の人たちみんなによく理解してもらって、どのような要介護者に対しても口腔ケアができるようになるよう教えてあげよう、という当初は単純な発想でした。

また、歯科衛生士法の第二条に、歯科衛生士は「歯科保健指導をなすことを業とすることができる」とあるので、準拠したというだけでした。

私たち歯科衛生士がいくらプロといっても、歯科衛生士事務所ピュアとやまのメンバーが三交替で施設に入り、100人の入居者の口腔ケアを毎回してあげることは不可能です。

全国12万3831人（平成28年厚生労働省調べ）の就業歯科衛生士を全部介護職員のいる施

設に三交替で送ることも不可能です。

国は改正介護保険法を成立させ、平成18年から施行しましたが、そのとき、従来の「要支援・要介護１」が、「要支援１・要支援２・要介護１」に細分類されました。

つまり、「要支援１・２」という介護の制度をつくったのです。

簡単にいえば、要支援１は、食事やトイレ、入浴や移動など日常生活上の基本動作について、ほぼ自分で行うことが可能ですが、要介護状態への進行を予防するために支援が必要な状態とします。

要支援２は、要支援１に比べると、その能力がわずかに低下し、機能の維持や改善のために何らかの支援が必要な状態です。

要支援の状態よりさらに日常生活動作の能力が低下すれば、要介護となるわけですが、その要支援１・２の介護予防の中に、口腔ケアが入れられたのが始まりでした。

それ以来、口腔ケアの仕方がわからないから教えてほしいと各方面から依頼がきたのです。もともと口をきれいにする仕事をしていたのですから、私のところへその依頼がきても、ごく普通のことではあるのですが、「歯とお口のケアサロン」に来られる方は皆さんお元気で健康ですから、私はそれまで、きれいなお口の人ばかりを見てきたのです。

特養のお年寄りの口の中は見たこともなかったのでどうなっているのかわかりません。とりあえず、介護の現場に行ってお年寄りの口の中を見てこようと思いました。

❖「週2回」ならできる

特養に行ってみて思ったのは、やはり私の職場とは大きな違いがあるということでした。

それまで、私が歯みがき指導に行ったことがあるのは保育園や幼稚園でした。

当たり前ですが、対象者はものすごく元気です。ところが、介護の現場では対象者は元気どころではないのです。

さらに、元気がないのはお年寄りばかりでなく、職員もまったく元気がありません。

いつも下を向いて仕事をしているし、しゃべるのも嫌そうで、話しかけてもすぐに逃げて行ってしまいます。

そして、職員のほとんどが地元で就職しています。昔なら、富山にはパナソニックなど一部上場企業の工場がありましたが、時代とともにどんどん閉鎖され、工場の拠点は海外に移されていきました。

つまり、地元の高校生が卒業してから就職するところはほとんどなくなっていったのです。

自宅から通えるわずかな就職先の中でも、介護職は一番安定しています。家から時間をかけて電車で遠いところまで行かなくても、比較的近いところに特養施設はあります。おまけに三交替制勤務ですから、長い時間職場に縛られることもありません。

いわば、介護施設は地方に行けば行くほど安定している職場といえます。

聞くところによると、職員は半分以上が高校を卒業した人たちで、中学も登校拒否しながらやっと卒業という人も珍しくなく、やや子どものようなところもあり、社会性はまだ身についていないというのが実態です。

全ての職員にいろいろな事情があり、一様ではないと思いますが、とにかく共通しているのは元気がないことです。

あくまで私の感じたままを言うなら、消極的で目立たないというより目立つのが嫌いとでもいうような、日なたよりは日かげにいたいとでも言いたげな雰囲気なのです。

そこで私は考えました。やや後ろ向きとも思える彼らに口腔ケアを教えるとなったら、まず彼らが難しいと思ったら、おそらくやってはくれないだろうと——。

その当時、歯科医がよく介護施設に出入りして、職員に「1日3回は歯みがきをしてあげてください。入れ歯もみがいてください」と指導していました。

しかし現実には、彼らは入れ歯など見たこともなければ触ったこともないし、触りたくもないのです。この人たちにそれを1日3回やりなさいなどと言えば、すぐに辞めるに違いないと思いました。

そして、その予想は的中しました。案の定すぐに辞めていきます。まったく続きませんでした。とにかく、この仕事は自分には合わないと言って簡単に辞めていくのです。

ところが、私もずっと彼らの仕事ぶりを観察していて、気付いたことがありました。1週間の仕事のうち、週2回だけ、ちょっと元気な様子が見られたのです。

それは要介護者の入浴の時間でした。大変な仕事でもあるので、「さあ、今からお風呂だ」と意気込みも必要だからですが、終われば自分たちも最後にシャワーを浴びることができるので、なんだかすっきりするのでしょう。

そこで思いついたのが、彼らに毎日3回の口腔ケアは絶対無理だけど、お風呂の時間の週2回ならやってくれるのではないか、ということでした。

たとえ週2回でも、ベッドの横でやると、歯ブラシやタンクリーナー（舌ブラシ）などの道具はもちろんのこと、洗面器も必要だし、タオルもティッシュも持ってきて、終わったらそれを全て洗浄し片付けなければなりません。しかし、お風呂場なら、汚れてもすぐに洗い流せるので手間もかかりません。

職員さんにも週2回ならやってみると承諾してもらうことができました。

今では10カ所の特養で「週2回法」という私独自の口腔ケア技法を紹介し、指導に当たっています。この経緯（いきさつ）を知らなければ、週2回というのは、誰でも口腔ケアは週2回でいいのだと誤解されるかもしれません。

週2回はベストという意味ではなく、あくまで職員さんが無理なく前向きに要介護者にやることが可能なぎりぎりの回数だったのです。

私が24時間365日、要介護者に携われるわけではありません。しかし、職員は夕べ眠れなかった人、夕べ何も食べられなかった人、下痢した人、彼らが一番その人のことを知っているのです。

要介護者1人ひとりのことを誰よりも知っている彼らができるようにするのが一番の得策だと思ったのです。

❖効率のよいやり方を模索した「週2回法」

職員が要介護者の口腔ケアを週2回ならやってくださるというところまでこぎつけましたが、次は効率のよいやり方を工夫する必要がありました。

それを週2回の中で工夫するのが私のプロの仕事だと思いました。

そのために、職員が行う介護の仕事をつぶさに観察しました。

「食事の介助」といって、食事を要介護者に食べさせることは職員が非常に大きなウエイトを置く仕事です。時間のかかる仕事はトイレとお風呂と食事で、これらは全て最も重要度が高いといえます。

食事をスムーズに進めていくことは彼らの大事な仕事ですから、要介護者が食べている姿、その様子を私は注意深く見ていました。

すると、あることに気付いたのです。健康な人が食べ物を口に入れると、食べ物を噛みながら舌が左右に動いて、最後ごっくんと食べ物をのみ込みます。職員は口の中を見て、のみ込んだことを確認して、次の食べ物を口に入れてあげます。

ところが、ごっくんと食べ物をのみ込めずに口からこぼれ出てくる人がいます。職員が口のまわりをしょっちゅう拭いています。のみ込める人との手間のかかり方はずいぶんと違います。その食べ物をのみ込めない人たちの口の中を見てみると、のみ込める人と舌が大きく違っていました。しかも、口の中で一番汚れているのが舌だったのです。

自分の歯がある人、ない人と分かれますが、誰もが口の中に持っているもので、歯があるなしにかかわらず、共通して汚れているところは舌だということがわかりました。

私は舌に注目して考えてみました。舌はほとんど筋肉でできています。筋肉でできているなら、のみ込みやすい舌は手を加えればつくれるのではないかと思ったのです。

食べ物が上手にのみ込める舌の形は、お椀型になっていて、食べ物が真ん中に集まるようになっています。きゅうっと食べ物が集まると舌が上のほうに上がり、0・6秒ほど自然に息が止まって喉にごっくんと入っていきます。

ところが、上手にのみ込めない人の舌の形は逆にお椀が逆さまになったような形をしています。だから、食べ物が真ん中に集まらずに横へこぼれていってしまうのです。

早速、健康な舌を取り戻すための道具選びを始めました。いろいろ探した結果、大阪の広栄社が作っているタンクリーナーがよさそうなので、その会社まで行き、素材から製造過程まで全部見てきました。

選び抜いたタンクリーナーは、形状、材質ともに優れ、ぶつぶつの突起がゴミだけでなく、ねっとりしたバイオフィルムが気持ちいいほど取れ、のみ込みやすい舌を形づくるために圧を加えて舌をお椀型にさせるのにも適しています。

たった1つのこの道具でこれだけできれば大変便利です。

できるだけ単純化、効率化し、継続可能なことにポイントを置きたいので、道具も単純明快、完璧なケアができるのであれば、道具の数は少なければ少ないほどいいと思ったのです。

❖介護者みんなができなければ意味がない

施設は職員に「口腔ケア委員会」という委員会をつくりました。

もともと、特養の中には「おむつ委員会」「食事委員会」のように、○○委員会がたくさんあります。それに倣って「口腔ケア委員会」としただけで、委員会には委員になった人が勉強しに来るというわけです。

ところが、当初、誰も「口腔ケア委員」になりたがりません。勉強すれば、口腔ケアばっかりしなければならないからです。

介護はひと通りのことが全部できていいと思うのですが、やはりそこに責任を持たせるという意味で、専門の委員を決めるということなのでしょう。

これが悪いことだとは思いませんが、現実には、おむつ委員になったら、ずっとおむつだけをはずしたり着けたりしなければなりません。口腔ケア委員になったら、ずっと口の中の掃除ばかりしていなければなりません。

結果、嫌気がさして次々辞めていきました。当然のことといえるのではないでしょうか。考えてもみてください。食べかすだらけの入れ歯ばかり洗ったり、汚れた舌の掃除ばかりしていれば、慣れてくる前に気持ちが悪くなってきてもおかしくありません。

ですから、私は施設長さんに、「全体研修をしませんか？」と提案してみました。要するに、「みんなでやろう！」ということです。みんなでお互いフォローし合って成し遂げていくことが大切で、そのためには、「みんなでやろうよ」という意識が大事だと思ったのです。

委員だけ特訓して押し付けても、続かない、すぐに辞めてしまう、この流れは止めようがありません。まずは全員で協力し合うという意識改革から始めたのです。

職員を説得すると、みんなでやるならやってもいいという気持ちになってくれたようで、夜

6時半ごろに集まることになりました。それでも3交替制ですから3分の1しか集まりません。余裕のある人数で介護しているわけではありませんから、そこは仕方がないので、中心人物となる人たちに、夜2時間研修しました。目標としては、入れ歯も舌も自歯（自分の歯）も、可能かつ意義あるレベルまで指導しました。

高度なレベルではありません。誰もが回数を重ねれば上手になっていくレベルです。今度は、それを目安に全体研修を行いました。月1回2時間、施設の要介護者に施術しながら直接指導をしました。

やがて、職員全員が口腔ケアを行うことができるようになりました。次に現場に入ったときは、「マッサージの全体研修」を行えるようになっていました。

❖誤嚥性肺炎入院がゼロに!!

このような口腔ケアの一連の指導をするため、平成21年から平成23年までに、合計10カ所の特養と契約して、定期的に月1回2時間ほど現場に入ることになったのでした。

そうして、4年目となる平成25年に調べてみると、全施設の誤嚥性の肺炎入院がゼロになっていたのです。

それまで、各地の施設で「誤嚥性肺炎がゼロになっていますよ！」というのは耳にしていましたが、10カ所の施設全部でゼロになったのを確認したのは平成25年のことでした（グラフ参照）。

繰り返しますが、それまで週2回というのは、あくまで口腔ケアをやってもらう介護者の都合に合わせて行ったもので、これでいい結果が出なければ、考え直さなければならないところでした。

しかし、思いもよらぬ素晴らしい結果が出たことで、私も自信と勇気がわいてきました。これは、きっちりとやり方を組み立てなければいけない――。これでたくさんの要介護者、高齢者を肺炎から救うことができる――。

前に進むしかありませんでした。**「簡単口腔ケア週2回法」**と題して、どのような施設の職員でもできるように、マニュアル化していくことにし

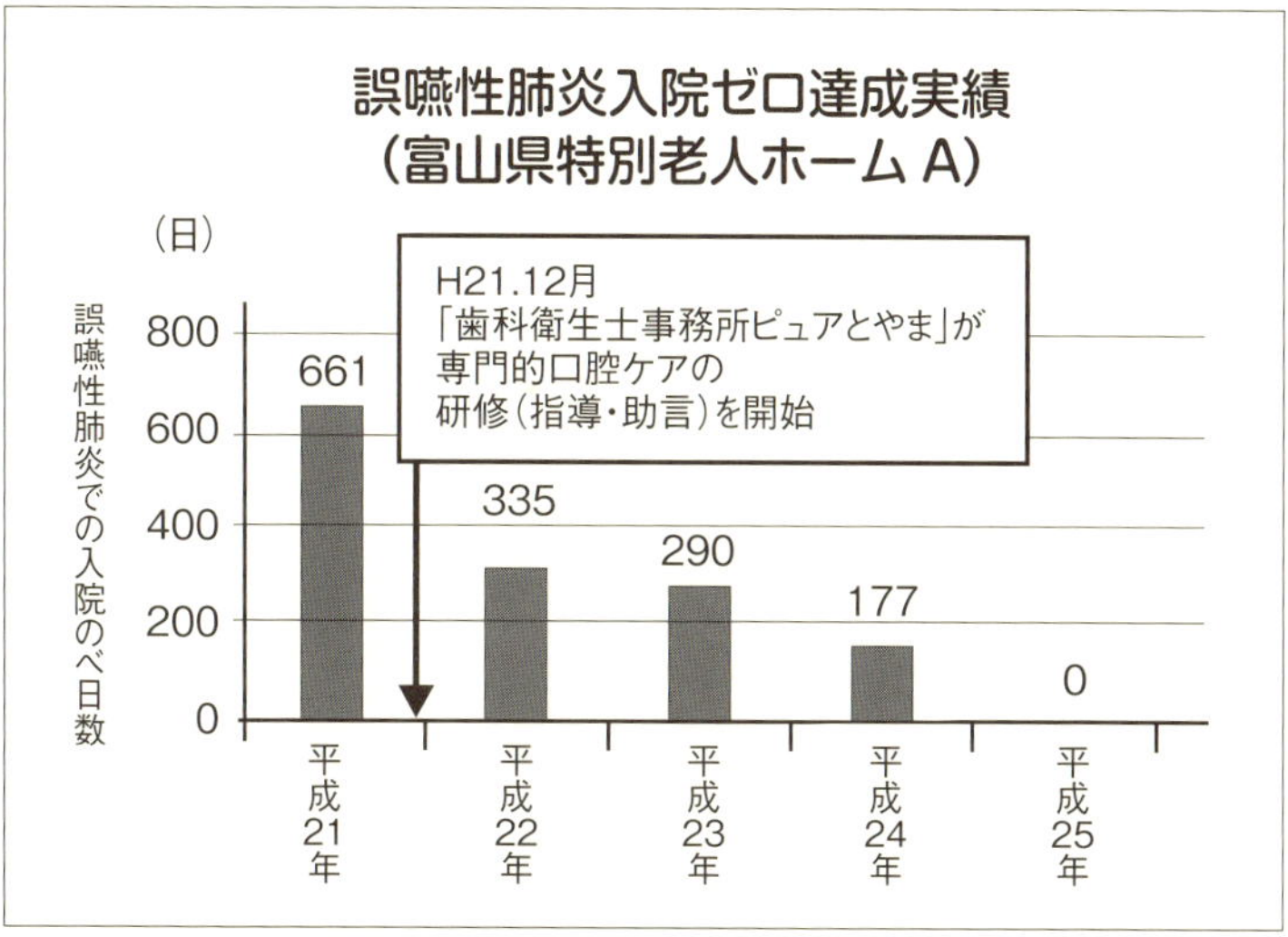

たのです。

そのためには、難しいことはできるだけ省く。小道具は使わない。歯ブラシとタンクリーナーだけでできるやり方にする。これを原則としました。

なぜなら、以前、歯医者さんの指示で、歯間ブラシを介護者が使用したのですが、要介護者の歯と歯の間で折れてしまったのです。折れて口に残った細いブラシの部分を取り除くのは大変です。もし、のどに入ってしまったら、金属ですから事件になってしまいます。

また、要介護者の持ち物には名前を書いておきますが、あれほど小さなものに名前など書けません。書いたとしても、100人分見分けるのもわかりづらく、これも現実的ではありません。


このような理由からも、小道具はなるべく使わないほうがいいと判断したのでした。

これまでの歯科医主導の口腔ケアの常識を全部覆したことになります。

「道具」と「やり方」と「練りはみがき」など、小道具はたとえ少なくても、その逸品にとことんこだわって、ライオン、サンスターなど有名メーカーをはじめ、一般的にはあまり知られていないけど専門のメーカーのものまで四方八方から集めた製品の中から、週2回でいいというものだけをセレクトしていきました。

そのときも、常に要介護者にとって最適のものというよりは、介護者ができなければ事は進まないのですから、介護者が無理なく使えるものというところに焦点を当てたのです。

今では、職員さんはみんなとても上手に口腔ケアをしてくれます。

❖信じてもらえなかった誤嚥性肺炎入院ゼロ

平成25年に、「簡単口腔ケア週2回法」によって誤嚥性肺炎入院がゼロになったと確信したとき、私は学会に発表しようと思い、聴き手が保健師さんや看護師さんの多い北陸公衆衛生学会に発表しました。

さらに、メディアに出したかったのでプレスリリースをやってみると、福祉新聞が扱ってくれました。そして、早速その福祉新聞の記者が私のケアサロンに取材に来ました。福祉新聞は歯科ではなく介護業界の新聞ですが、その記者は「誤嚥性肺炎入院がゼロになった」ということがウソではないかと疑って来たというのです。

誤嚥性の肺炎入院がゼロなどというのはあり得ないことだというのです。

また、福祉新聞の記者は、もし本当に誤嚥性肺炎入院がゼロになったのであれば、口腔ケアをする素晴らしいロボットでも開発したのかと思って見に来たというのです。でも、それらしき介護ロボットなどはサロンには何も見当たらず笑われました。

週刊 福祉新聞 THE FUKUSHI SHIMBUN
2016年（平成28年）1月25日 月曜日発行
1955年創刊
発行所 福祉新聞社 〒100-0013 東京都千代田区霞が関3-3-1尚友会館1階 電話（03）3581-0431 www.fukushishimbun.co.jp
福祉新聞
昭和30年5月27日第三種郵便物認可

施設と福祉機器 第33回

誤嚥性肺炎の入院

口腔ケアで3技法駆使

特別養護老人ホーム「梨雲苑」（富山県）

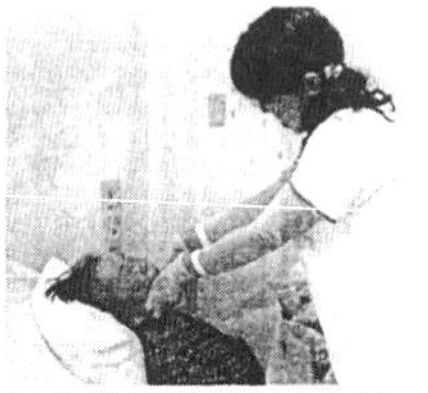

つぼマッサージはかむ力や飲み込む力をアップさせる

富山市の特別養護老人ホーム「梨雲苑」は、三つの口腔ケア技法を取り入れ、2年で誤嚥性肺炎による入院ゼロを実現した。個々に合った技法や用具を使うことで利用者の口腔状態は大幅に改善し、職員の意欲は向上。ベッド稼働率もアップし経営面にもうれしい効果が出ている。

（井口拓治）

社会福祉法人梨雲福祉会（林一枝理事長）が運営する梨雲苑は、1991年に開所した入所定員90人（従来型60人、ユニット型30人、平均要介護度4・1）の施設。2014年に新たにユニット型40人の特養ホームを併設した。

梨雲苑は理事長が医師で、開所当初から看護師の配置を手厚くしたり、機能訓練に力を入れたりするなど利用者の健康に気を配ってきた。口腔ケアも積極的に職員を研修会に参加させ、学んだ内容を生かしてきた。

梨雲苑の口腔ケアが大きく変わったのは、11年4月に歯科衛生士事務所「ピュアとやま」（稲田紀代美代表）と業務委託契約を結び、稲田代表が開発した「簡単口腔ケア週2回法」「口腔内臓器つぼマッサージ法」「手技で行う嚥下ケア法と排痰」の3技法を始めたこと。坪内奈津子・統括副施設長は「口腔ケアは誤嚥性肺炎の予防につながる。口腔機能維持管理体制加算もつくので経営にも役立つと考えた」という。

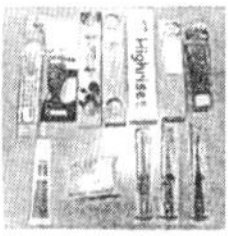

口腔ケア用具はその人に合ったものを使う

週2回法は、全職員が口腔ケアの基本を学んだ後、同事務所の歯科衛生士が月2回訪問して利用者の口腔状態を職員と一緒に点検し、状態改善に必要な用具や使い方を教え、週2回実施する方法。自分で歯磨きできない人には、職員が柄の短い歯科医院専用歯ブラシや㈱広栄社の舌専用ブラシ「タンクリーナー」などを使いケアする。

入れ歯は洗浄剤に毎日浸けると、漂白剤などが染みこみ粘膜が赤くただれたり、味覚を損なったりするため、パナメディカル㈱の研磨剤の極めて少ない歯磨き剤「ハイライズ」と義歯用ブラシで掃除した後、㈱能作のスズ製「抗菌コマきらり」を入れた水に一晩浸け殺菌し除菌する。

つぼマッサージ法は口内にあるつぼを指で刺激したり、飲み込む時に使う筋肉を引っ張ったりする。摩擦を起こさず、浸透性があり粘膜に残らないセーレン㈱の口内用ジェル「シルクのちから」を塗って行う。

また、排痰法は痰が絡んだ人の肺の上部をたたいたり、押したりすることで空気の通り道を作り、のど元に出た痰を㈱オーラルケアの「モアブラシ」などですくい取る。

◆感染症予防にも効果

週2回法はパートを含む全職員を3回に分け全体研修したこと、簡単にできる内容だったことから職員にも定着。回数は毎日、毎食後と徐々に増え、歯科衛生士の個別指導を受け、つぼマッサージ法などを行う職員も出てきた。そして13年につぼマッサージ法、15年に排痰法の全体研修を行い、全職員が3技法を習得。自分で歯磨きできない約8割の利用者にも個々の口腔状態に応じたケアができるようになった。

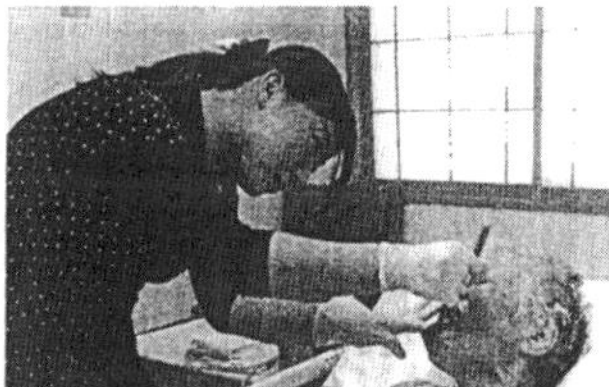

利用者の口腔状態をチェックしてからその人に合ったケアを行う

介護士の金井[illegible]香さんは「つぼマッサージをするのは1回1～2分。長時間しないので利用者にも職員にも負担はない」と話す。

梨雲苑が3技法による口腔ケアを始めて4年、利用者の口腔状態は大きく変わった。口臭は消え、唾液はサラサラになり、口の動きや飲み込む力が良くなったことで、食事量が増えたり、ペースト食から常食になったりした人もいる。

10年度に6人（延べ約180日）いた誤嚥性肺炎の入院は12年度に2人（約60日）に減り、13年度にゼロになった。定員が40人増えた14年度以降もゼロを維持している。唾液がサラサラになり、肺炎を起こす細菌が減ったことが要因だ。

また、インフルエンザやノロウイルスなどの感染症も4年間発症していない。個々に合った口腔ケアを毎食後することで、口腔内にウイルスが入っても粘膜に入る前に排除してしまうからだ。

「昔の口腔ケアは集団ケアだったが、今は完全な個別ケアになった。口腔機能維持管理体制加算がつくだけでなく、ベッドの稼働率もアップし経営面でも役立っている」と話す坪内副施設長。現在のレベルを維持するとともに、在宅高齢者やその家族にノウハウを伝えたいと、培った専門性を生かした地域貢献活動も見据えている。

それから、記者は私に、「では、どのような道具を使ったんですか?」と不思議そうに聞くので、「口腔ケアに使用した道具はこれとこれです」と言って、歯ブラシとタンクリーナーを並べて見せました。

すると記者は、「えっ?! こんなものだけで?」と、非常に驚いていました。

私は理解してもらうためにわかりやすく説明しました。

「この道具を使って口腔ケアをやっているのは、私でも私たちスタッフでもなく、高校を卒業して間もないような介護職員です。週2回、肝心要のとこだけを判断してきれいにしてあげてねと指導しているので、彼らがちゃんとそれを守って、続けたので結果がでたのです」と付け加えました。

さらに、結果が出たときの心境も語りました。

「正直なところ、私も驚いています。なぜなら、最初からゼロになることを目的にやったわけでもないですし、やるべきことをやっていたら、10カ所全部の施設で誤嚥性肺炎がゼロになっていたので、わー、そうなんだーと私も思いました」

介護職員さんたちの地道な努力の結果ということを福祉新聞の記者によく伝えておきました。

❖褒めて仕事を楽しいものにすればいい結果が出る

介護職員の皆さんは本当に一生懸命に口腔ケアを実践してくれています。

自分のおじいちゃん、おばあちゃんの口の中にも歯ブラシやタンクリーナーなど入れたこともないのに、全然知らないお年寄りの口の中に入れるのですから、初めてのときはとても怖かったと思います。当初、見ていても本当に恐る恐るといった感じでした。

そのとき私が、がんがんと「違う、そうじゃない、もっとこうする」などと駄目だしをしていては萎縮してしまって、ますます嫌になってしまうと思いました。

ですから、私は介護職員に一度も駄目だしをしませんでした。駄目だしどころか、よくできたときはすぐに、「すごい！　できたじゃん」と拍手しました。

「全然知らない人の口の中に歯ブラシを入れて掃除なんかとても普通はできないよ。すごいことよ！」と言って褒めてました。

言い換えれば、私がやったのはそれだけなのです。

私の憶測ですが、彼らは小学校、中学校のとき、あまり目立たず、存在感がなく、これといった勉強にもあまり意欲がなく、高校を卒業して、ファーストフードのようなハキハキと笑顔で決まり文句を言わなくてはならないようなところへは就職したくなかったと思うのです。

おそらく、彼らはこれまであまり褒められたことがないまま現在に至っているのではないかと思いました。

ですから、褒めてあげると伸びるのです。ここまでやれればすごい！　こうすれば大したもの！　どうすれば褒められるに値する行為、行動なのかということが、初めてインストールされたように彼ら自身が感じたと思います。自分の仕事を褒められると、小さな子どもでなくてもうれしく、仕事が楽しくなるものです。

また、彼らも幼いころには歯みがきのことで、お母さんや保健の先生にずいぶん叱られてきたはずなのです。そういう時代だったのです。

自分でしっかり歯みがきをしたあと、みがき残しをお母さんがチェックしながら、仕上げみがきをしなければなりません。

「子どもがむし歯になったら、お母さんの責任です！」などと強くプレッシャーをかけてきた時代なので、歯みがきが嫌いになった子どもも少なくないのです。

そのことを知っていたので、私は駄目だという言葉をひと言も職員には発しませんでした。

誰でも褒められたら気分よく仕事ができるというものです。またやってあげたいと前向きに、積極的になるものです。

彼らが褒められた仕事を覚えていって、真面目にきちんと継続してくれているので、誤嚥性肺炎入院ゼロの成果が上げられたのは紛れもない事実なのです。

その彼らに仕事以外でも変化が表れました。それまで、まったくと言っていいほど、ヘアスタイルにこだわったことのなかった男子が、ジェルで髪をなでつけてくるようになったのです。また少しすると、今度は髪を立たせてオールバックに整えてくるようになったのです。それまで、わざと顔がよく見えないようにしているのではないかと思うほど、顔に髪がかかっていたのに、まるで私の顔を見てくださいと言わんばかりにおしゃれをしてくるようになったのです。

少しすると今度は、髪にパーマがかかるようになりました。周りの女子も「へえー」という感じで髪型の変わった男子を改めて見ています。女子から注目された男子はさらにやる気が出て燃えます。

不思議なもので、介護の仕事で男子が成長していくと、「自分は介護福祉士になりたい」などと目標を掲げるようになります。すると今度は、目標に向かって進む先輩に憧れる後輩や女子が出てきます。

彼らは以前と違って、質問や確認の言葉が出てくるようになりました。「これでいいんですか?」とくらいついてくる姿勢に変わってきたのです。

人間は内面から自信がつくと、外面にも変化が現れるものなのだと改めて実感しました。私もいい勉強をさせてもらったと思っています。

❖「よい」「ふつう」「わるい」の3段階方式

介護職員の次の段階として、責任を持たせるためにも自分で判断できる介護者にしてほしいという依頼が施設長からありました。自分で判断ができるようにするということは、際限なく忙しい介護の仕事にとってとても重要なことです。

言い換えれば、優先順位をとっさに判断して、最優先は何か、もし全てを完璧にできないのであれば何を後回しにするべきか——、といったような判断力です。

優先順位の低い処置に手間取って、急を要する人の手当てができなかったなどということが起こらないようにするためです。

口腔ケアを覚えたてのころは、職員も言われたとおり順番に間違いなくやるのですが、あの人は今日のところはこれでいいだろう、でもこの人は今日このままではまずいだろうという判断がまだできていなかったのです。

口の中はみんな違うので、即座に正しい判断、速い行動ができてこそ、その施設の100人もの要介護者の口は健康を保つことができます。

例えば、ある人には「歯がある」「舌がある」「入れ歯もある」といった場合、この人は今日、入れ歯が特に汚れているから入れ歯を徹底的にきれいにしておこうとか、ある人はいつもここが汚れるから今日はここだけにしておこうとか、また、この人は全体的にきれいだから、舌の掃除は明日でも大丈夫だろうなどといった判断ができることが望ましいのです。

言わば、臨機応変というか、要領よくやっていくということです。

それで私が考えたのは、「よい」「ふつう」「わるい」の3段階で判定するというやり方でした。

例えば、ある要介護者の口の中を介護者にぱっと見てもらいます。じっくり見させてはいけません。ぱっと見てもらったときに、「よい、ふつう、わるい、のうちどれだった？」と聞くと、「ふつうです」という判定が返ってきました。

「それなら、今日はカットしましょう。サボってもかまいません。あなたが、わるいと判断したときにやればいいのです」

このように3段階方式で判断することを指導した結果、全員が自分で判断できるようになりました。すごい進歩だと思いました。

介護の仕事はやったことがある人でなければ、なかなか理解し難いほどの大変さがあります。限られた時間で結果が最善となるよう、常に狂いのない判断と行動が求められる現場なのです。

❖1時間で20人のケアができるまでに

最初は、毎日することなどハードルが高すぎてできないということで、「週2回法」でしのいできた口腔ケアですが、今では介護職員の腕も上がり毎日やっています。

つまり、10カ所の施設全てがスタートラインの**「口腔ケア週2回法」**から卒業して、毎日1回は必ず行っているのです。1週間に2回が、昼食後毎日1回できるようになったということです。

思えば、10年継続してきて、介護者、要介護者共に飛躍的な進歩を成し遂げ、予想以上の成果を上げました。

もう勘所（かんどころ）を心得ているので、悪いところだけ見つけて、ついに1時間に20人のケアができるようになりました。平均すれば1人3分ですが、消毒もきちんとやって非常に手際よくなっています。

たとえ寝たきりの要介護者でも、職員はやり方を工夫し、研究してやってくれています。

私たちは職員の仕事のやり方まで立ち入ることはありませんが、月に2回ほど、要介護者を通して、この人の場合はどのようにするのがいいかということを一緒に考えたり、チェックしたり、口の中の観察の仕方や弱点の見つけ方など、勘所を教えることを続けています。

口の中は人によって千差万別ですが、よく似た人もいます。よく似た口腔の人は応用していけばいいので、たくさんの口腔を見れば見るほど、いろんな要介護者に適応していくことができるようになります。

今でも私たちが教えることはありますが、日頃は職員の新人教育は先輩の職員がしています。先輩から後輩へ、次々と実践を通して口腔ケアが伝えられていることに、私は最高の喜びを感じています。

❖診療報酬のない介護の現場

前述した「誤嚥性肺炎入院がゼロになった！」というプレスリリースを取り上げてくれた福祉新聞がフェイスブックに載せたところ、たくさんの「いいね！」の評価が入ってきて、福祉新聞始まって以来の大きな反響があったと言われました。

すると、今度はそれに対して歯医者さんたちが、施設に反論と本当かどうかの確認の電話攻勢をしかけてきたのです。

「ある先生は40％だし、名古屋のある先生は50％だし、ゼロなどあり得ない」というのが、歯科医側の言い分でした。

施設長はそのしつこい電話にたびたび「本当に誤嚥性肺炎はゼロになったんです」と返答しましたが疑っているのでしょう。ほんとにゼロかどうかを確認したいので、施術見学を申し出る先生が増えて困っているそうです。

施設長は、「技術には報酬が発生する」ということを理解してもらわなければ、ただ視察に来た先生たちに私たちはタダで教えるわけにはいかないのです。

なぜなら、歯はどのようにしてみがいているのか、舌はどうやって掃除しているのか、入れ歯はどのように掃除をしているのか、これらの技術はみんなお金に換算できるのです。施設はこの技術をピュアとやまに支払って教えてもらっているのです。

本来、研修会を開いてお金を出すべきなのです。ただで技術だけを横取りするかのような真似だけはやめてほしいというのが施設側の言い分です。

こんな実話もあります。福祉新聞記事を読んだある歯科大の准教授が、ゼロになった施設を見学しに来て、技法をそっくり盗んで会社を設立し施設を営業している不届き者の歯科医師がいるほどです。まるで中国のディズニーランドのようなものです。

このようなことを避けるために、全国の介護職員を対象に資格取得養成講座（有料）を開催し、検定試験を実施して合格者がこの技法を広める役割の「口腔ケアマイスター®」制度を創設しました。

6カ月現場経験すると、「口腔機能療法士」の称号がもらえます。詳細は〝口腔ケアマイスター〟でインターネットにて検索してください。

COLUMN

❖〝健口〟な要介護者を診療して診察・治療代を請求する歯科医

実際にあった出来事です。

ある特別養護老人ホームから口腔ケア指導の依頼があったときのことです。

介護施設をつくるときには、書類上、協力歯科医が必要なのです。その歯科医のことを協力歯科医といっています。特別な仕事が義務付けられているわけではありませんが、開設時に医師と歯科医を決めて申請し許可を得るのです。

私たちは介護施設に入るに当たって、同じ歯科のメンバーなのですから黙っているわけにもいきません。「協力歯科医の先生にご挨拶に行ってきますので、どなたか教えてください」と施設長に尋ねました。

施設長はすぐに教えてくださったので、私たちは前もって協力歯科医の先生にご挨拶

に行きました。すると、協力歯科医の先生は、

「お前たちは何するんや？」と聞くのです。

「介護職員さんに口腔ケアの方法を教えに入るのです」と答えると、

「そうか、俺は何をするといいのかね？」

「もし、要介護者の方の歯がぶらんぶらんだったり、術後が悪かったりしたら、治療してあげてください」と言いました。

「はあ、診るのか」というので、「はい、診るのです」と答えました。すると、

「でも、俺は訪問したくないから、患者を連れて来てくれ」とおっしゃいます。

歯医者さんが「俺は行きたくない」と言うのでは仕方がありません。

「ああそうですか。わかりました」とだけ、私は言っておきました。

介護施設の要介護者はもともと1人で病院に行けるような人たちではありません。1人で病院通いができたら、介護施設に入ってはいないでしょう。連れて来るとなったら、家族か職員さんが連れて来るしかありません。車も出さなければなりませんし、それはもう大変なことなのです。

私たちが、「来月から月1回2時間だけ介護施設に入ります」と協力歯科医にお伝えし

たとき、その先生は「ほう」と言われました。そのとき、何を考えていらっしゃったかはこちらには知る由もありませんでした。

ところが、そのご挨拶をしに行った3日後に、挨拶をした協力歯科医ではなく、別の歯科医がどこからか聞きつけ、「私はこの施設に入って仕事をしたい」と言って、玄関から「どうもー」と、入れ歯を削る機械まで持って入って来られたのです。

勝手に施設に入って治療をしようというのです。要介護者本人もその家族も誰も望んでいなければ、職員も呼んでいないのに強引に診療するのです。

さらに、その先生は初め、「生活保護者はいないか？」と施設長に聞いたといいます。

ところが、どんどんエスカレートしていって、生活保護だけではなく、全部の要介護者の口の中を診だしたのです。

おまけに、毎日、朝8時から午前中いっぱい要介護者の診察と治療をやっていました。正しくは、この先生の場合、訪問歯科診療といいます。

私は、施設長に「迷惑なら、お断りしたほうがいいですよ」と言いましたが、人がいいのでなかなか言うことができません。

すると、そのうち要介護者の家族から私に電話がかかってきました。「うちのおじいちゃんに訪問歯科医から、歯の治療代を請求されて数万円も支払った」というのです。

その家族の方は、「いったい何をしておられるんでしょうね？」「2カ月目も請求がありました」と言われます。私は口腔ケアの指導を依頼されて月に1回入っているだけですから、そんなことはわかるはずもありません。

それにしても、診料代が数万円とは高額です。3割負担にしても、1割負担にしても、相当の治療のはずです。家族も呆れかえって笑っておられました。

しかし、異常な事態なので笑ってばかりもいられません。私にはわからないから、私に言われてもお役に立てないということを理解してもらい、「まずは施設長に言ったほうがいいですよ」と家族にアドバイスしました。


のちに家族から施設長に電話が入り、施設長もやっと歯医者に「来てもらっては困る」と断りました。それから施設長が、「今度は違う先生を依頼するので、1回会ってください」というので会いました。

そして、新しい歯科医の先生に、「先生、この施設は私たちずーっと研修に入ってますけど、みんな自分で食べられて、口の中もきれいだから、ほとんど治療する人はいません」と、はっきり言いました。

女性の先生でしたが、「わかりました。よほどのことがあれば、私に連絡ください」と言って話は終わりました。

ところが、次の日、また男の先生がやって来て、「僕の妻が、生活していかなければいけないのだから、行ってこいと言うので来た」と答えたそうです。

要介護者は歯科医の生活のために、悪くもない歯や入れ歯の歯科治療を受けて、お金を払い、歯科医を支えていかなければならないのでしょうか。そんな馬鹿な話はありません。

土足で人の家に上がってきて自分のお金だけ取っていくという、介護施設で起きている強引な訪問歯科医の実態を見てしまいました。

❖特養は経営不振の歯科医のターゲット!?

今、歯科医であれば自分の歯科医院から半径16キロメートル以内の特別養護老人ホーム、介護施設、グループホームに治療に入れることになっています。

患者がいない歯科医は大なり小なり、強引に施設に上がっていくような方法で治療代を稼ごうとしているという実態が多くあるようです。

でも、これが日本の現状なのです。歯科医は患者がいないから、出稼ぎに出ないと生活が成り立たないのも現実です。

介護施設にとってみれば、地域の先生です。いざというときのために無下にもできないという弱みが施設長にはあります。ですから、施設長もお断りするのがつい及び腰になるのでしょう。その弱みを知ってか、一つの施設に3人も4人も歯科医が入って診療しているのは異常としか思えません。

全国の介護職員を対象に**「富山型セイダ式誤嚥性肺炎入院ゼロ達成の口腔ケア」**研修をする機会が多くなり、訪問歯科診療の導入について、さまざまな話しを聞く中で訪問歯科医の実態は、明らかに二極化しています。

要介護者と施設側の立場を考慮した訪問歯科診療をしている歯科医とそうでない歯科医がいます。その判断は施設長次第なのです。

❖よほど汚い口腔でなければ肺炎にはならない

実は、口腔ケアがしっかりできていれば、歯科治療はほとんど必要ないと思います。

現在、私が指導している特養は11カ所で、1カ所100人から170人の入所定員数です。合計定員1000人〜1200人はいますが、私たちが要介護者の口の中を見て、「ああ、この人は歯医者さんに治してもらったほうがいいわ」ということがあるのは、年間わずか5、6件ほどです。

職員さんがケアさえしていれば、十分おいしく口から食べられますし、タンクリーナーで舌を刺激してストレッチしながら鍛えていれば上手にのみ込めるようにもなるからです。

また、歳をとると誤嚥しやすくなってきますが、そのうち誤嚥してもむせなくなってきます。これが肺炎になっていく過程なのですが、ケアをしっかりしていれば、要介護者さんも肺炎には至りません。

つまり、非常に汚い口腔でなければ、肺炎にはならないと思います。

例えば、1回の食事を全部食べることを全食といっていますが、いつも全食していた人が半分しか食べられなくなり、そのうち、そのまた半分しか食べられなくなり、やがて、3さじ2さじをやっと食べて、とうとうひと口も食べられなくなると、だいたい3日で亡くなります。

これが、人間が死に至る時の過程です。でもこれは人間のごく普通の、正常な過程であって、特別なことでないことは誰でもわかります。

終末はいつかということはわからなくても、生は永久ではありませんから、特別な病気や怪我や事故が起きなければ、自然に老衰となります。

問題は、その自然老衰の過程で、本当に歯の治療が必要かどうかということです。

「おんなきよまろ」が演じる口腔ケア爆笑ライブ

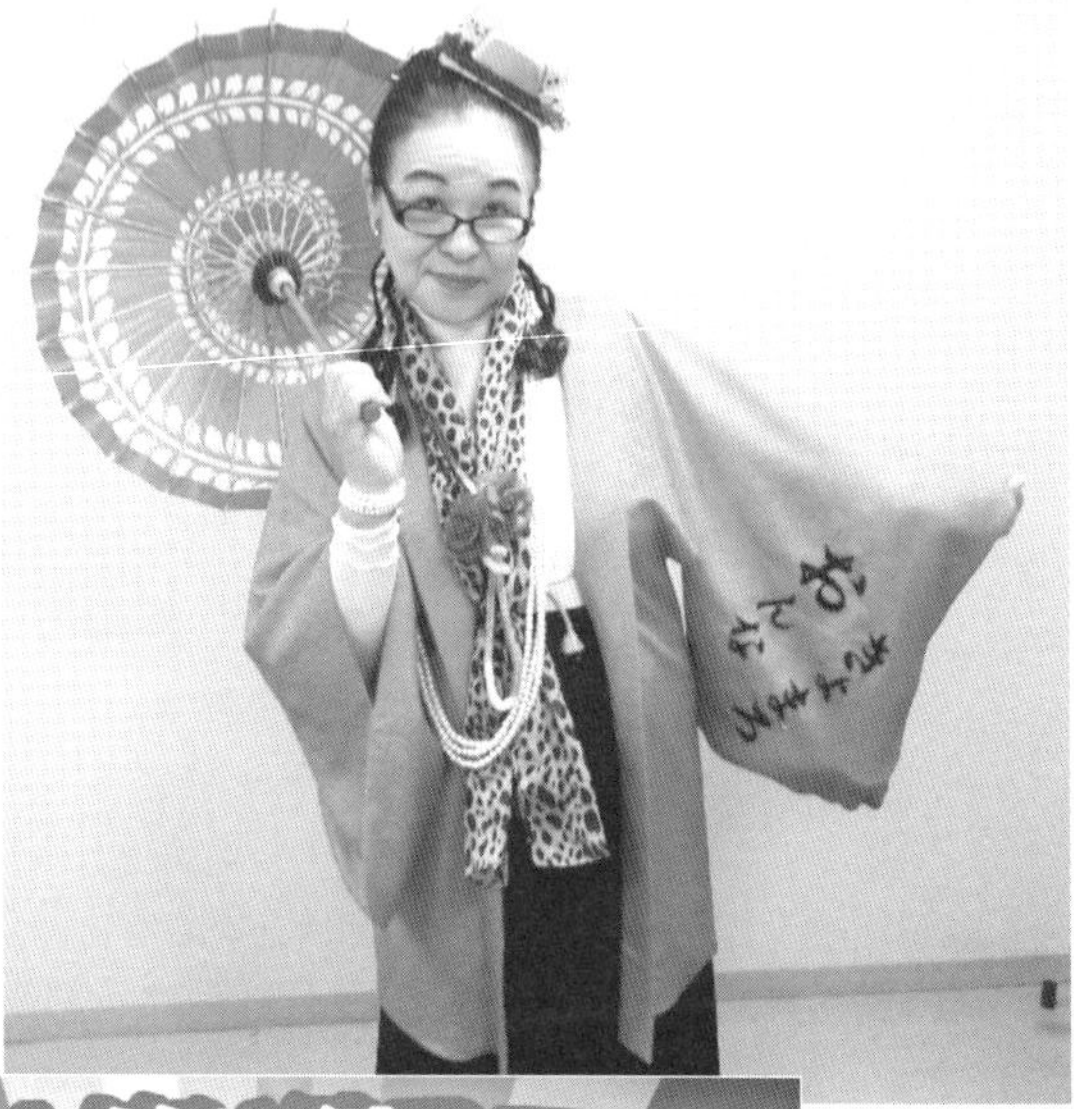

「おんなきよまろ」ステージ・パンフレット

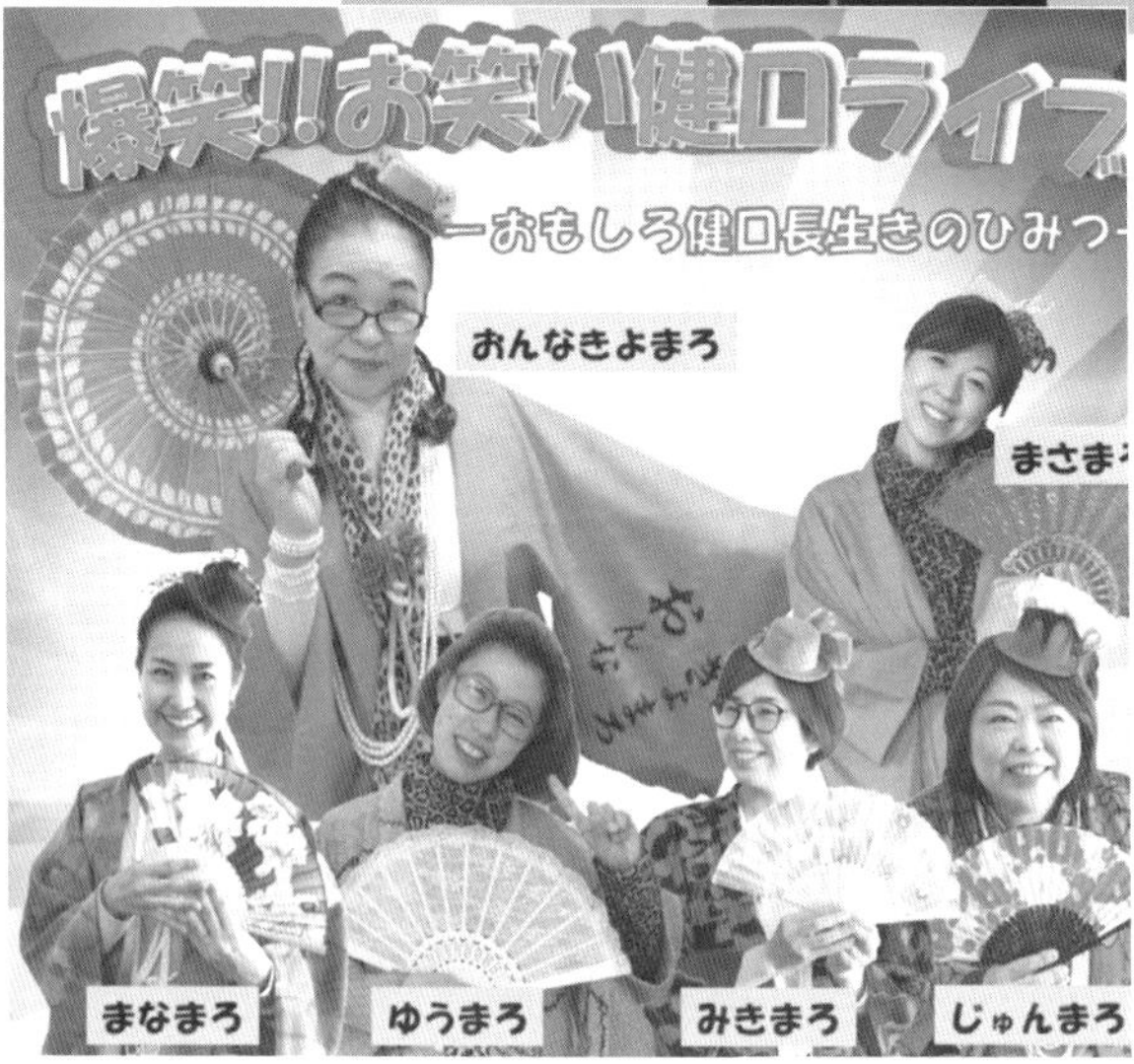

私はこの実態を全く理解できない国の対策はどうかしていると思います。でも、国に理解してもらうことを目的にしたら、私は150歳くらいまで生きなければならないのではないかと思います。これは無理です。

しかし、歯科医に言っても駄目、国に言っても駄目ならば、この問題を国民に周知するしかありません。

換言すれば、この間違いを正すには国民に現実を知ってもらうしかないと思っています。

今、団塊の世代の人たちが親をどう見送るかという時代です。すぐにまた、今度は自分が、自分の息子や娘にしてもらう立場になります。そのことをしっかり把握してほしいのです。特に男性は女性に比べて認識が浅いように思います。

それで、私はお笑いで「おんなきよまろ」のステージを演じるようになりました。

「おんなきよまろ」の芸名は綾小路きみまろさんにあやかって私の名・紀代美から「おんなきよまろ」と付けさせてもらいました。

綾小路きみまろは年輩女性にオファーが多いですが、私は女性ですから、男性からのオファーが多いのです。だいたい依頼があるのは、男性の区長さんとか、老人会の会長さん、いわゆる役付きの偉い男性たちが多いのですが、私にとっても得意とするターゲットです。

興味がある方は、ぜひ聞きに来ていただきたいと思います。

自分の看取りについて、子どもに対してどのように引き継いでいけばいいのか、そういう場面を見ていただきたいのです。

それがこれからの私の仕事だと思って尽力します。

平成30年6月1日、台湾の会社を経営している方が千葉のグランドホテルで「おんなきよまろ」の講演を主催してくれましたので90分やってきました。

ライオンズクラブの白髪のおじいさんが2人、会場の後ろのほうに座っていました。自歯(自分の歯)を1回で白くする技法のモデルとしてご協力いただこうと思い、お1人にステージへ上がっていただきました。

ちなみに、この技法は1回やれば3日はもちますから、週に2回やれば十分です。

もうクライマックスに近いところですが、

歯みがきクリーム

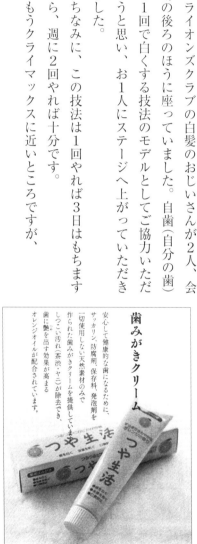

安心して健康的な歯になるために、サッカリン、防腐剤、保存料、発泡剤を一切使用しない天然素材のみで作られた歯みがきクリームを提供しています。しつこい汚れ(茶渋・ヤニ)が除去でき、歯に艶(つや)を出す効果が高まるオレンジオイルが配合されています。

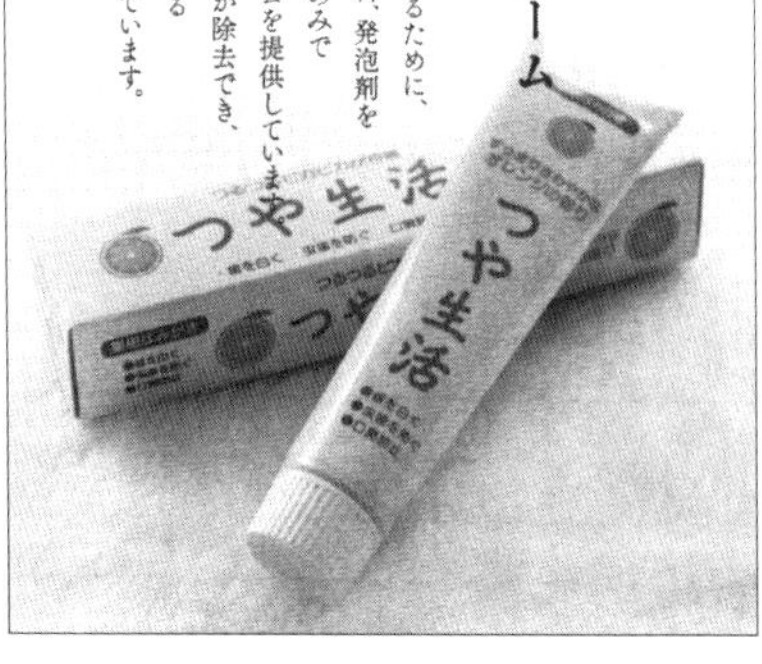

「皆さん、1回で歯がピッカピカになるやり方です。実際にやってみますから、もっと前へ来てビフォー・アフターをとくとご覧ください。この方の歯を1回で白くしますから、しっかりケアする順番を見ておいてくださいね」

まずは、歯ブラシの選び方、次に「つや生活」というオレンジオイルの入った練り歯みがき。水をつけないで歯をみがきます。

それから、時間の都合上、前歯だけ施術して終わったら、裏へ回ってうがいをしていただき、ご本人には鏡でご自分の歯を見ていただき、客席の方へもおじいさんの輝く歯を見ていただきました。おじいさんは、

「ほう、これはつるつるやな！」

「打ち合わせしていましたっけ?」

「打ち合わせなしだ！ほんと、つるつるやのう！」

「後ろ側はみがいてないから、舌でちょっとなめてみてください。差がわかるでしょ?」

「うん、違うね！」

次に、マッサージです。

「口の中には40の臓器のツボがあること、お話ししましたよね。実はこれ、認知症の予防になるんですよ。今から簡単なやり方をお見せしますので、どうですか?」

「おう、やるやる！」

説明しながら、そのおじいさんに3分間ほどマッサージしていましたら、髪の毛のないおじいさんの頭から汗が出てきたのです。

「頭が熱くなってきませんか？　汗が出てますよ。ちょっと下向いてください」って、みんなに頭の汗をお見せしました。

そのとき、私には見えませんでしたが、他のお客さんが言うには、おじいさんの目がぎょろ目になって、頭の前のおでこが真っ赤になっていたといいます。おそらく、これまでになく、かなり血行がよくなったのだと思います。

すると、おじいさんがタタタタっとご自分の席へ戻って、財布からお金を持ってきて、「タダいうわけにはいかんさかいにあげる」と私の懐にお金を入れました。観客も大笑いです。

このような雰囲気で私はライブを爆笑的にやって、観客に口腔ケアを強く印象付けています。口腔ケアを真面目にレクチャーしても、よほどの興味がなければ一般の方たちには面白くもないので、あまり記憶に残りません。

爆笑ライブなら楽しく誰にでも受け入れていただけて記憶にも残るようです。

1種郵便認可　(日刊)©読売新聞社2018年　第51327号
THE YOMIURI SHIMBUN
夕刊 讀賣新聞
2018年(平成30年)
11月29日木曜日

発行所　読売新聞東京本社　〒100-8055 東京都千代田区大手町1-7-1 電話(03)3242-1111(代) www.yomiuri.co.jp

(第3種郵便物認可)　2018年(平成30年)11月29日(木曜日)　夕

お口の健康 笑いで学ぶ

富山の歯科衛生士「おんなきよまろ」

富山市の歯科衛生士、精田紀代美さん(68)は、3年前から口内の健康法を漫談で伝えている。「人は、笑って覚えたことは『やってみようかな』と思うもの」。赤のえんび服がトレードマークの漫談家・綾小路きみまろさんと自身の名前をかけ合わせた「おんなきよまろ」を名乗り、赤い法被姿で講話する。8月にがんの手術を受けたが、約1か月で復帰し、高齢者らが集う介護施設や集会所を回っている。

「舌きれいにしたらどうなる思う？　年寄りもなかなか死ねんようになったが」。先月末、石川県羽咋市で開かれた高齢者の集いで、精田さんは滑らかな富山弁で聴衆を沸かせた。舌の雑菌が食べ物と一緒に肺に入ると、誤嚥性肺炎を引き起こす恐れがある。舌を清潔にすれば、そのリスクが低下することを笑いで伝えた。

精田さんは1972年、歯科衛生士として富山県庁に就職し、保健所などで口腔の健康指導にあたり、50歳を機に独立、2001年に事務所を開いた。介護施設や小学校で歯の磨き方や口内の健康づくりを指導したが、参加者の関心が低いことが気になり始めた。集会に呼ばれても話を始める前に多くの人が帰ってしまうことが続き、講演会で主催側の担当者だけが残っていたこともあったという。

知人に相談すると、「あんたは話がうまいから、きみまろさんみたいに面白い話をしたら帰らんよ」と言われた。普段から話し好きで、長年の講師経験から話術に自信もあった。1年ほど試行錯誤して漫談調の講話を完成させた。例えば、「舌がきれいになると、野菜やお茶の苦みがわかるがやと。味がわかりすぎて『ジャガイモが土臭い』って避けるようになるが」といった具合だ。

すると講演に人が集まるようになり、途中で席を立つ人はいなくなった。多い時で週1回、地元を中心に講演し、評判が広がり、東京や大阪にも行った。

実は精田さんは11年前と2年前にもがんを患っており、体力的に70歳で引退すると決めている。「私が話した通りに口を清潔にして、元気で長生きしている人を見るとやりがいを感じる。もっとたくさんの人に健康法を伝えるまで、私も休んでられんちゃ」

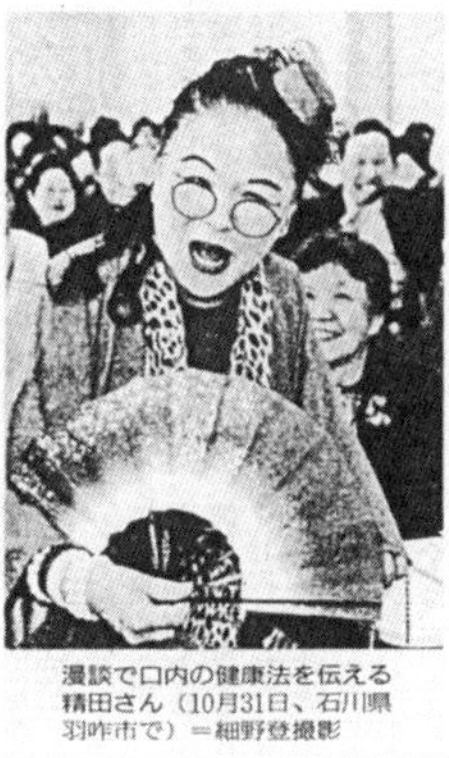

漫談で口内の健康法を伝える精田さん（10月31日、石川県羽咋市で）＝細野登撮影

東京新聞　2018年（平成30年）7月25日（水曜日）　（第3種郵便物認可）

（日刊）

東京新聞

中日新聞東京本社
東京都千代田区内幸町二丁目1番4号
〒100-8505 電話03(6910)2211

わたしの転機 Turning Point

笑いで伝える口腔ケア

ベテラン歯科衛生士が 65歳で漫談家デビュー

独自の口腔ケア技法を考案し、誤嚥性肺炎を防いでいる歯科衛生士の精田紀代美さん(67)＝富山市五福＝は、65歳で「おんなきよまろ」の芸名でデビュー。漫談ライブを中高年向けの健康セミナーなどで開き、舌の掃除や正しい歯の磨き方などの口腔ケアを、笑いを交えながら指導している。

歯科衛生士というと歯科医院などに勤めるのが一般的ですが、独立を常に考えてきました。高校生のころ読んだ本で、独立できる職業だと書いてあったからです。しかし、資格を取って実際に働いてみると歯科医師の補佐でした。富山県が保健所で働く歯科衛生士を募集しているのを知り、「その方が独立性が高そうだ」と応募。子どもの虫歯対策に走り回りました。

四十二歳で県庁で計画を練る仕事になりました。「現場に戻りたい」との思いが募って五十歳で退職し、歯ブラシ屋を開業。しかし、歯ブラシを求めるお客さんは少しだけ。ある日、ある女性に「磨き方が分からないから磨いてほしい」と頼まれました。磨いてあげると「磨き方が分かった」と言うのです。他の人を磨いても、同じことを言うので「歯磨き屋にくら替えしよう」と思い立ちました。

歯ブラシ千本を買って、千人の歯を磨きました。道具や技法を確立し、二〇〇三年に口腔ケア専門の歯科衛生士事務所を開業。〇九年に、介護施設の職員に対する口腔ケアの指導を依頼されました。週二回、入浴時に集中してケアする技法を考え、指導しました。県内十カ所の施設で指導していますが、一三年に全施設で誤嚥性肺炎による入院がゼロになりました。

結果が出ると今度は「元気なときから口腔ケアをしていれば、寝たきりにならないのに」と思うようになりました。でも、健康セミナーなどを開いても、関心を示してくれません。ある人に悩みを打ち明けると「あんた話うまいし、笑いで伝えたら?」と言われ、芸名まで考えてくれました。「えっ、笑いで?」と戸惑いましたが、七十歳までの五年間だけやろうと覚悟を決めました。

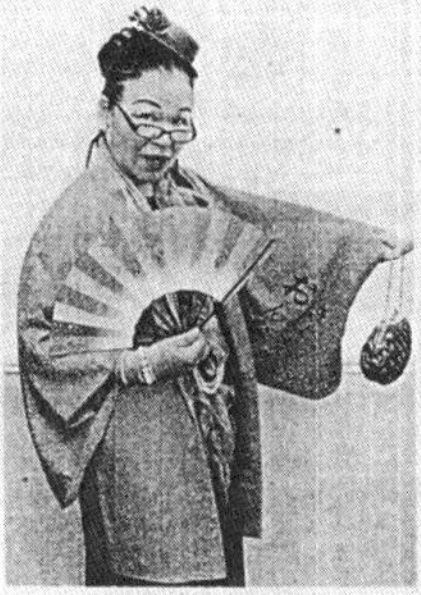
「おんなきよまろ」として漫談で口腔ケアの大切さを伝える精田紀代美さん＝富山市で

衣装とかトーク内容を考え、六十五歳でデビュー。あちこちから声がかかるようになりました。

でも、おんなきよまろは七十歳で引退するつもり。その後は経験を生かし、歯科医師と患者をマッチングさせる活動をしたいと思っています。（稲田雅文）

6章

あなたもご一緒に活動しませんか!
「歯科衛生士」は
「歯とお口のケア」で自立

開業に関するQ&A

私達、歯科衛生士は、新しい仕事を日本で確立します
「歯科衛生士さんの口腔ケア専門のサロン」
と
「歯科衛生士事務所」を開業して社会に貢献します

◆歯科衛生士として開業するために事前に知っていてほしい事

注意点：「歯みがきサロン」の開業と「歯科衛生士事務所」の開設を別けて授業します。

「歯みがきサロン」＆「歯科衛生士事務所」の開業に関するＱ＆Ａ

【ＰＡＲＴ Ⅰ】――「アカデミー」について

Ｑ：なぜ歯科衛生士が独立開業できるのか教えてください。

Ａ：「歯科衛生士事務所」を開設する場合、歯科衛生士法第２条第３項により、国家資格を持つ歯科衛生士として堂々と地域の歯科保健活動ができます。

しかし、サロン開業の場合は、一般的エステサロン（所管：経済産業省）としての純粋なサービス業になりますので、歯科衛生士の資格は必要ありません。

しかし、本アカデミーでは、歯科衛生士歴３年以上（臨床経験３年以上）を入学の必須条件とし、無資格の方は入学をお断りしています。

但し、歯科衛生士の資格を有し未経験者・新卒者については面接して入学を許可する場合もあります。

Ｑ：歯科医師の資格を持っていますがアカデミーに参加できますか？

Ａ：参加できます。但し、サロン開業する場合は、医療機関ではないので、歯科医師としての医療行為は全くできません。ご理解していただいて入学を許可しています。

ただ、将来、お客さんが歯科医院と勘違いしないように開業せねばならない等、現実には難しい面がたくさんあります。よって、歯科医師のサロン開業はこれまで本校には例がありません。

Q：「Teeth Ai」や「ピュアグループ」の名称を用いて開業したいのですが、どうしたらよいですか？

A：まず、本アカデミーに入校して、所定の授業を習得して後、希望する旨を伝えてください。本部も加盟に対して検討するので、卒業後日に加盟の有無の決定をします。

Q：本アカデミー修了後、加盟しないで開業はできますか？

A：できます。授業で習得した技法を用いて、自由な屋号を決めて、Teeth Aiから施術に伴う商材を購入し、サロンや事務所を開くことはできます。自分の力量で自由にできるメリットもあります。但し、経営面での助言・指導を受けることはできません。今は、加盟希望と自由開業は半々です。

Q：サロンあるいは事務所開業を決めています。いつアカデミーに入校すればよいですか？

A：まず、およその開業予定年月を決めてください。アカデミーには、予定年月の2～3年前に入学されることをお勧めします。充分な準備期間が必要です。また、技法の訓練やトレーニング期間も必要です。

充分な訓練やトレーニングのないまま、技術不足の状況で開業して失敗する人もありました。

Q：授業を数日間継続して参加できない場合は、どうすればいいですか？

A：個別相談に応じます。それぞれの技法を数回に分けて修得するように日程調整をすることもできます。

Q：サロン開業の４つの技法を教えてください。

A：①ＳＥＩＤＡ式ウエルネスブラッシング法
②ＳＥＩＤＡ式歯ぐきパック＆マッサージ法
③ＳＥＩＤＡ式ナチュラルホワイトニング法
④大塚式ポケットクリーニング法（新技法です）
以上の４つの施術法を原則５日間で修得し、認定を受けます。この技法を用いて、サロンを開設します。

Q：事務所開設の３つの技法を教えてください。

A：「富山型・セイダ式誤嚥性肺炎入院ゼロ達成３つの技法」
①「簡単口腔ケア週２回法」
②「ＳＥＩＤＡ式口腔内蔵器つぼマッサージ法」

③「手技で行う咽頭ケアと排痰法」

主に、要介護者さんを対象に介護職員やご家族さんに指導助言することが主たる業務になります。以上の3つの技法を原則3日~4日間で修得し、認定を受けます。この技法を用いて、事務所を開設します。

この手法を学んで、乳幼児向けの「SEIDA式歯みがき大好きむし歯ゼロ方程式」等、小学生・中学生・高校生向けの指導法もオプションで自由に学べます。

Q:アカデミーの定員は? 開催場所はどこですか?

A:少人数制で、ほぼ、マンツーマン授業を行います。場所は、富山県富山市五福TeethAiの場所で行います。

Q:開業のための初期投資はいくら必要ですか?

A:美容院や理容院を開業する場合と金額はほぼ似ています。

(1)自宅で開業する場合

(2)出張スタイルで開業する場合

(3)テナント借用の場合

(4)店舗建設する場合では、それぞれ違います。ただ、共通するのは、全部借金で初期投資するのは危険です。自己資金は半分以上あると良いですね。

また、授業中にしっかり事業計画の立て方を学びますので、自分が将来する開業業務をある程度決めておくことをお勧めします。

Q：アカデミーの授業料はいくらですか？

A：1つの技法15万円です。サロン開業は4つの技法を学ぶので60万円＋材料トレーニング代実費が授業料です。

事務所開業は3つの技法を学ぶので45万円＋材料トレーニング代実費が授業料となります。

サロン又は事務所を開業する権利を得たと解釈してください。

Q：授業料は高額ですね。

A：これらの7つの技法それぞれは、独自の開発技法で歯科医院や他の歯のケアサロンではやっていない施術法です。

また、事務所を開設する技法は介護施設で実績を積み、結果が必ず出ることから、今では、全国の介護保険施設や職員さん、歯科関係者の関心の高い技法です。

いずれも結果を重視した技法ですから、必ず結果が期待できることで、他との強みもあります。

また、日本の痩身やフェイス等の一般エステ業界開業の授業料と比較すると、決して高額ではないと思います。

Q：経営者は自分ですが、従業員も授業に参加できますか？

A：経営者のみです。共同出資の経営者でしたらＯＫです。秘密の授業がたくさんあります。従業員研修や施術トレーニングは開店前の日程で別に有料で開催します。

ただ、最初から従業員を雇用するのではなく、忙しくなってきてからのほうが良いと思います。人材はたくさんいます。相手から勤めたいと言ってきますよ。

Q：アカデミーに参加する前に、実際のサロンの見学や体験を希望したいのですができますか？

A：日程調整をすればＯＫです。連絡ください。但し、施術体験等は有料です。直接お話しを聞いて決心が固まるとおっしゃいます。

また、卒業生が近くのサロンで開業して、了解が取れれば見学もできますが、お客さんに施術している場面の見学はできかねます。まずは、本部の電話０７６―４８１―８０２０まで事前に連絡をください。

Q：開業に向けての営業方法や経営の具体的な事業計画等について教えてもらえるのでしょうか？

A：加盟する人としない人では少し違います。

授業では、この点については、いずれの場合でも講義しますので学ぶことができます。

加盟すると、営業等はある程度統一して行いますので相乗効果や時間短縮は図られます。

加盟しないで独自で行う場合は、開業までの相談には丁寧に指導しますが、開業後は独自で行う必要があります。

【PARTⅡ】――「歯みがきサロン」について

Q：どんなサロンですか？

A：一般的な「エステサロン」と表現したほうがお客さんには理解しやすいと思います。

歯とお口の中全体（口腔）をキレイにするサロンです。但し、医療機関ではないことを理解してください。

Q：医療機関ではないサロンで、どんな方法でキレイにするのですか？

A：サロンでは、医療行為（歯石除去）や医薬品を使ったり、医療器具・器材、機械を使ったりしてキレイにすることは絶対にしてはいけません。かつて、「歯みがきサロン」騒動がありましたね。県庁から歯科医師会に頼まれてサロンの見学に来られましたが、医療行為は無いと判断され、謝って行かれました。

よって、日用雑貨（歯ブラシと歯みがき剤）のみを使用して、お客さんの歯とお口をキレイにします。

Q：日用雑貨だけでキレイになりますか？

A：なりますよ。歯科業界から最も多い質問です。

サロンはあくまでも日常のケアをお手伝いするところです。お客さんのニーズもここにあります。サロンの施術（ケア）は痛くないイメージや感覚をお持ちです。医療のイメージとは違い、その事を理解してご来店されます。イメージにマッチングしている事はサービス業で最も大切な事です。エンジンの音や薬の匂いが無い事を望んでご来店されるのです。

特に臨床に勤務している歯科衛生士さんは、ＰＭＴＣ※やエンジンでしかキレイにならないと思い込んでいませんか？　患者さんに定期的に行うクリーニングは機械を使いますが、あなたは日常的なケアはそんな機械を使ってしていますか？　多くの歯科衛生士さんは日常のケアは歯ブラシと歯みがき剤だけでしていませんか？

※ＰＭＴＣ（＝Professinal Mechanical Tooth Cleaning）とは、日常の歯みがきで取れない歯の汚れを、医療器具を使って完全に取り除きフッ素塗布すること。

Q：日用雑貨だけを使ってキレイにする行為には、資格が必要ですか？

A：つまり「歯みがき行為」は、現行の日本の法律では医療行為と見なしていません。よって、資格がなくてもサロンは開業できます。現に、全国ではエステ業界の人や普通の人が歯の美容室と称して開業しているところがあります。資格の有無については、考え方として賛否両論あるとは思います。

Q：資格の有無の違いで、お客さんの反応はどうですか？

A：今、エステ業界は資格がいらないことでトラブルがたくさん発生していますね。記憶に新しいのは、脱毛エステ・耳穴エステ・まつげのエクステ等です。ところが、エクステだけは美容師の資格が必要となりましたね。私のお客さんで資格を取るために、わざわざ美容専門学校に入学する人もいます。

日本のエステ業界は経済産業省が所管しています。厚生労働省の所管ではないからですが、私はこのようなトラブルが国民の信頼を失う原因と思います。この両省庁が融合した考え方で推進することが国民の望むところだと考えます。

最近こんな出来事がありました。経済産業省が発表した報告書に、「新ヘルスケア産業」という概念があります。日本で働いていない医療人をスポーツジムやフィットネス、エステに参入して、医療経済の圧迫を救おうという考え方です。

歯科衛生士も未就業者がたくさんいます。看護師さんもたくさんいます。足りない足りないと言っていますが、有資格者はどの職種でも潜在しているのです。有効な日本の資源活用だと思います。ぜひ、経済産業省に頑張ってもらいたいと思います。

Q：すでに歯や歯ぐきの病気を持っている方が来店されたらどうしているのですか？

A：よく歯科関係者さんから聞かれる事です。サロンには基本的にむし歯や歯周病に気づいている人はご来店されません。皮膚病を持っていると分かっている人は、身体のエステには行かないのと同じです。サロンには、⑴比較的キレイなお口の人、⑵関心の高い人、⑶歯医者さんには行っていない人がご来店されるのが共通しています。

Q：経済的にやって行けますか？

A：一番の心配事ですね。私はこの業態を全国で初めて起業しました。おそらく世界のどの国にも無いでしょう。商工会議所に相談したら、

無い業態を生むには大変な苦労がある。圧力もある。例えば、清掃業がそうです。今では、ビルの清掃はどこでも業者さんがしますが、最初に「ダスキン」がやり、次に「おそうじ本舗」（長谷川興産）と次々に参入しましたが、当初は苦しかったと思います。でもまあ、どんな仕事でも大変なことは覚悟して起こすのですが。

但し、同じ理念を持つ者達が集まり、国民のニーズに応えれば、社会が動き、何より経済が動く。輸入輸出産業ではないので、国民の健康につながる仕事ですから、信頼を得たら根強いと思います。だって、人間は皆、歯と口を持ち、死ぬまで使うところですから。それに対象人口は1億2千万人います。どんな業態でも国民のすべてが対象になる業態はそうそうないよ。時間はかかるけど成功間違いなしと言われました。

ちなみに、富山ではサロン開業は、今年で丸17年目を迎えました。

【PARTⅢ】――「歯みがきサロンのメニュー」について

Q：どんなメニューがありますか？

A：最もニーズの高いメニューから

⑴ナチュラルホワイトニング

天然歯を若かった頃の自然な歯に戻すホワイトニングです。薬物の過酸化水素や尿素は使いません。食べ物を酸素分解した独自の自家製クリームを使用します。

今、全国の美容業界に普及しているLED照射によるホワイトニング法ではありません。歯の表面の組織変化は全くないので、ブラックライトに光るような歯にはなりません。天然の白い歯に戻す技法です。

あとは企業秘密です。

⑵ティースクリーニング

歯の表面に付着した色素を除去します。エンジン等の器具は使用しません。傷の付く恐れがあります。また、再付着しやすくなるからです。歯ブラシと歯みがき剤だけで落とします。ひどい汚れが付着している人や歯石の付いている人は、親切な歯医者さんを紹介しています。

⑶歯ぐきケア

最近、高齢者や熟年層に人気のメニューです。東洋医学に基づいた「口腔と臓器のツボ」の関係を説明し、時間をかけて、当社が開発した歯ぐきパックとマッサージ施術を行います。いずれのメニューもどこの類似サロンにも負けない施術で、自信を持ってお客さんに提供できます。

(4)ポケットクリーニング

歯周ポケットを特殊な歯ブラシを用いて、特殊な動かし方をしながらクリーニングしていきます。たとえ、縁下や根分岐部に歯石があってもクリーニングしていきます。数日で、歯ぐきが引き締まり出血しなくなる技法です。

Q：サロンの4つの技法以外にどんな技法がありますか？

A：アカデミー卒業生だけを対象に、卒業後、ステップアップや新メニューとして、
①顔骨マッサージ法
②歯みがき大好き育児方程式
③キッズメニュー4つ
④口腔整体療法　他
　必要に応じて研修企画をしています。

Q：サロンにはどんなお客さんがご来店されますか？

A：富山の県民性は、「まじめ」「勤勉」が特徴です。富裕層だけがお客さんとは言い難く、健康意識

が高く、自然志向で歯を大切に思う人がほとんどです。男性と女性のお客さん半々です。
他に、分からない事があれば、直接、気軽にお問い合わせください。

【PARTⅣ】――「歯科衛生士事務所」について

Q：歯科衛生士事務所はどんな仕事をするのですか？

A：現場に出向いて行います。

「ピュアとやま」で行っている業務を多い順に

①介護施設職員に口腔ケアの技法を定期的に伝授する研修（月平均20日）
②元気高齢者を対象にした口腔ケア講演活動（月平均５～６回）
③介護職員向けに「口腔ケアマイスター」（初級・中級・上級）資格取得養成講座の開催（全国５か所の会場で月１回）
④保育所・幼稚園・小学校・中学校・高校を対象にした歯みがき教室（月平均２～３回）
⑤その他、民間サークルや老人クラブや専門職団体等からの依頼講演（月平均５～６回）
⑥イベント企画や参加（年間を通して３～４回）

以上が、近年の事務所の仕事です。ほとんど毎日現場に出向く業務があります。事業によっては、双方、業務委託契約を締結して実施しています。

詳細は、http://www.dho-pure.com（歯科衛生士事務所ピュアとやま）のブログ「歯科衛生士さんのお仕事日記」を閲覧ください。内容の詳細が解ります。

Q：介護の仕事はしたことがありません。3つの技法だけで開業できますか？
「富山型・SEIDA式誤嚥性肺炎入院ゼロ達成3つの技法」
①「簡単口腔ケア週2回法」
②「SEIDA式口腔内臓器つぼマッサージ法」
③「手法で行う咽頭ケアと排痰法」

A：特に、事務所業務・介護職員への指導助言は、慣れるまで何度も富山に来て、同行訪問したり、見学したりして学びます。

この場合は無料で何回も参加できます。

また、希望すれば、長期間富山のサロンと事務所で働きながら学ぶ制度も新設しました。ご相談ください。

サロン開業に比べて初期投資が少ないことから、地域にお住まいの方には、まずは、事務所開業から始めることをお勧めしています。サロン開業はその後、様子を見ながら状況判断することが賢い開業法です。

＊入学を希望される場合は、左記までご一報ください。

一般社団法人　全国オーラルヘルスケアエコプロ協会認定校
オーラルキャリアアカデミージャパン
〒930―0887　富山県富山市五福531―4　TeethAi内
TEL：076―481―8020　FAX：076―481―8021
URL：http://www.oca-japan.com/
★問合せメール：prkikaku@chive.ocn.ne.jp　精田紀代美まで

≪口腔ケア専門サロン開業カリキュラム例≫

一般社団法人全国オーラルヘルスケアエコプロ協会認定校
平成　　年度生オーラルキャリアアカデミージャパンカリキュラム

◆平成　年　月　日（月）：オーラルキャリアアカデミー研修室
（Teeth Ai サロン内）

9：00～　オリエンテーション
9：10～　第1講「歯科衛生士誕生秘話」と「歯科衛生士法」と社会貢献と開業の注意
12：00～　昼食
13：00～　第2講「SEIDA 式ウエルネスブラッシング法」の基礎と相互実技実習
16：00～　第3講「事業計画の立て方」
17：00～　終了

◆平成　年　月　日（火）：オーラルキャリアアカデミー・同行訪問先

9：00～　第4講「SEIDA 式ナチュラルホワイトニング法」の実技実習
11：30～　昼食
13：00～　第5講「看護専門学校　口腔ケア授業」同行訪問
17：00～　終了

◆平成　年　月　日（水）：オーラルキャリアアカデミー・同行訪問先

9：00～　第6講「SEIDA 式歯ぐきパック&マッサージ法」の実技実習
12：00～　昼食
13：00～　第7講「大塚式ポケットクリーニング法」の実技実習
＊講師の都合により京都で開催する場合もあります
16：00～　第8講「口腔ケア商品の販売方法と取扱いシステム及び今後の進め方」
17：00～　終了

◆平成　年　月　日（木）：オーラルキャリアアカデミー研修室
（Teeth Ai サロン内）

9：00～　第9講「4つの技法デモストレーション」その1
12：00～　昼食
13：00～　第10講「4つの技法実技試験」その2
17：00～　終了

◆平成　年　月　日（金）：オーラルキャリアアカデミー研修室
（Teeth Ai ミサロン内）

9：00～　第11講「今後の具体的な事業展開と事業計画」
9：00～　12：00「口腔ケア4つの技法補習実技」
不得意な技法を補習します
★SEIDA式ウエルネスブラッシング法
★大塚式ポケットクリーニング法
★SEIDA式歯ぐきパック&マッサージ法
★SEIDA式ナチュラルホワイトニング法
12：00～　修了式・認定証授与式・記念写真撮影

*技法等の授業中は、録音やビデオ撮影は可能です。ご準備ください。

*SEIDA式・大塚式の口腔ケア4つの技法の実習及びトレーニング用としての材料実費が別途52,200円、授業料以外に必要になります。初日お渡しで、当日のお支払いとなります。

*4つの技法資格認定証は、一般社団法人全国オーラルヘルスケアエコプロ協会から発行されます。登録料が5,000円×4技法（税込）が別途のお支払いとなります。

*4つの技法は、認定後、自分の技法として一般の方々を対象に大いに使ってください。但し、専門職に教える場合は、事前に一言相談をすることを約束ください。

*原則、宿泊は自分で予約してください。

*本格的に開業する場合は、技法に関する必要商材は購入してオープンとなります。

≪歯科衛生士事務所開業カリキュラム例≫

一般社団法人 全国オーラルヘルスケアエコプロ協会認定校

平成　　年度生　オーラルキャリアアカデミージャパン　カリキュラム

◆平成　年　月　日（木）：Teeth Ai

9：30～　第1講「簡単口腔ケア週2回法」その1

12：00～　昼食

13：00～　第2講「介護施設での助言指導」
指導内容の記録の書き方と委託契約について

14：00～　第3講 事務所開設の準備と今後の進め方

16：00～　終了

◆平成　年　月　日（金）：特別養護老人ホーム助言・指導同行訪問・Teeth Ai

9：00～　第4講「梨雲苑口腔機能維持・向上職員への助言・指導の実際」
同行訪問

12：00～　昼食

13：00～　第5講「要介護者向けSEIDA式口腔内臓器のつぼマッサージ法」
その1

15：00～　第6講「手技による咽頭ケアと排痰」聴診器使用　その1

16：00～　終了

◆平成　年　月　日（土）：Teeth Ai

9：00～　第7講　復習・確認「簡単口腔ケア週2回法」その2
第8講　復習・確認「要介護者向けSEIDA式口腔内臓器の
つぼマッサージ法」その2
第9講　復習・確認「手技による咽頭ケアと排痰」
聴診器使用 その2

12：00～　昼食

13：00～　第10講「事務所開設に伴っての準備することや事業計画
第11講「介護施設への営業の仕方と職員への指導心得」

16：00～　終了

*技法等の授業中は、録音やビデオ撮影は可能です。ご準備ください。

*SEIDA 式の技法の実習及びトレーニング用としての材料実費が約 12,600 円必要です。初日のお支払いになります。

*1つの技法資格認定証は、一般社団法人全国オーラルヘルスケアエコプロ協会から発行されます。登録料が1技法 5,000 円（税込）×3技法が別途のお支払いとなります。

*本格的に活動を開始する場合は、必要物販は購入となります。

問合せ先：オーラルキャリアアカデミージャパン／（株）Teeth Ai
〒930−0887　富山県富山市五福 531−4
TEL：076−481−8020　　FAX：076−481−8021
E-mail：prkikaku@chive.ocn.ne.jp

全国 TeethAi のご紹介

金沢 香林坊店

https://teeth-ai-kanazawa.com
[TEL] 076-255-0682
[FAX] 076-255-0683
[営業] 10:00~18:00
[定休] 毎週水曜日・日/祝祭日
[店長] 和田 未来子
[住所] 〒920-0981
石川県金沢市
片町1丁目1-29
混元丹ビル5F

一宮店

www.teeth-ai-ichinomiya.com
[TEL] 0586-86-1500
[FAX] 0586-86-1500
[営業] 10:00~18:00
[定休] 毎週火曜日・日/祝祭日
[店長] 江島 真奈美
[住所] 〒493-0004
愛知県一宮市
木曽川町
玉ノ井寺東150

京都店

www.teeth-ai-kyoto.com
[TEL] 080-5707-2447
[FAX] 075-756-4346
[営業] 10:00~18:00
[定休] 毎週水曜日・第2・第4日曜日
[店長] 大塚 純子
[住所] 〒600-8384
京都市下京区黒門通り
仏光寺下る今大黒町218
黒門京邑館302号

富山店(本店)

www.teeth-ai.com
[TEL] 076-481-8020
[FAX] 076-481-8021
[営業] 10:00~18:00
[定休] 毎週水曜日・日/祝祭日
[店長] 精田 紀代美
[住所] 〒930-0887
富山県富山市
五福531-4

* 各 Teeth Aiは、「一般社団法人 全国オーラルヘルスケアエコプロ協会 加盟認定サロン」です。今後も増える予定です。お問合せは本部「富山店」まで。

卒業生に贈る言葉

歯科衛生士が独立開業できるシステムを構築するには、まずは見本を示すことが大切と考え、2003年8月8日に富山市内に歯とお口をキレイにするサロン(経済産業省所管)を開店しました。(当時は、厚生労働省では所管が違うことから経済産業省でしか開業できないシステムでした。これは今現在も同じです)

あれから15年。全国の歯科衛生士仲間からバッシングを受けながらも、お客さんへのサービス精神だけを武器にして継続してきました。陰ながら支援をしてくださったのはお客さんでした。信頼関係の絆を構築することを理念とし、ここに至るまでスタッフ一同が目的を一つにしてきたことも継続につながったと思います。お客さんには本当のことをしっかり伝え、理解をしてもらうことに全力を注ぎ、「地道にコツコツ」です。

2016年1月25日付の福祉新聞の取材記事「誤嚥性肺炎の入院ゼロ／口腔ケア3技法駆使」の見出しで紙面一杯に掲載された時の出来事は、これまでの苦労も忘れる大きな感動と衝撃でした。福祉新聞創刊60年始まって以来のヒット記事だったそうです。(5章172頁)

この記事が日本だけではなく海外のニュージランドまで届き、国立病院の看護師さんが海を渡って富山までわざわざ見学に来られたほどです。帰国後、ニュージランド国に研究論文を提出したところ認められたと最近メールがありました。

２００９年から富山県内10か所の介護施設でスタートした定期的（月1回／2時間）に介護職員向けに指導助言を実施したところ、２０１３年12月末で誤嚥性肺炎入院がゼロになっていたのです。この記事が福祉新聞を皮切りに、地元新聞は基より、日本経済新聞、東京新聞、中日新聞、京都新聞、奈良新聞、西日本新聞、等々と各地で掲載されたのです。（巻末一部掲載）

当初は、「誤喋性肺炎入院がゼロなんて嘘だ！ゼロはありえない！」と各新聞社や介護施設に電話が入ったそうです。（後から聞きましたが……）半分嫌がらせの口調で、失礼な言葉で腹立たしかったと電話対応した担当者さんが言いました。

２０１６年の1年間は、新聞取材やテレビインタビュー、雑誌等の取材回数が33回もあり、業務に支障がでるほど多忙だったことを思い出します。

一般対象に始めたサロンでの口腔ケア技法が、介護の現場にそのまま応用できたのです。

また、この時を境にサロンの位置づけがワンランク上がったと感じました。

その後は全国の介護施設や看護師・介護士団体さんから「口腔ケアの3つの技法」（技法1：「簡単口腔ケア週2回法」、技法2：「ＳＥＩＤＡ式口腔内臓器のっぽマッサージ法」、技法3：「手技でできる咽頭ケア法と排痰法」）この技法を導入したいので伝授してほしいと講演依頼がありました。現在は、月2回の制限で出前講演をしています。

最近は、訪問歯科の先生や歯科衛生士さんから技法を学びたいと依頼があります。単に訪問歯科診療行為だけではなく、口から食べられることを支援できる重要な仕事としての認識が、特に若い歯科医師の先生方が気づき始められたようです。

これまでは、舌や唾液は歯科治療には邪魔物でしたが、要介護者さんの口腔ケアには、治療以前の食べられる喜び目的とするには、「食べられる舌づくりと健康な唾液づくり」がポイント。ここに歯科関係者が気づき始めたことは、これまでの歯科医療（むし歯治療や歯周病治療）とは視点の違う方向に変わってゆくようにも思います。

誤嚥性肺炎入院がゼロに近づくに連れて、インフルエンザ・O157・ノロウイルス・疥癬、等の感染症や尿路感染まで激減することも解りました。特にインフルエンザが施設内で流行すると、職員も複数感染しやすくなり、1週間病休すると勤務のシフト変更が大変で、特に夜勤日数の調整が困難になるとのこと。3交代勤務体制の介護施設にとっては安定した経営確保は、何と言っても入院日数が無いことと人材確保です。

10か所の富山県内の介護施設（入所定員は合計約1000人）は、2013年来、誤嚥性肺炎入院者数ゼロを継続し、かつ、胃瘻になった要介護者は誰一人いないと聞いています。

また、相乗効果もあってか介護職員の離職率も低下したのです。これも施設長さんから喜ばれたことです。

このことを、国の医療費の削減の観点から簡単に数字で表すと、要介護者さんの前述疾病入院医療費は平均1日5万円だそうです。某介護施設（定員80名）の1年間合計1600日入院日数がありました。1年間の医療費は1600日×5万円＝8千万円の医療費がかかりました。誤嚥性肺炎入院がゼロになった4年後には入院日数が200日に激減しました。

4年後の医療費は、200日×5万円＝1千万円です。差額の7千万円を1介護施設が医療費を削減したことになります。

全国に介護施設は約8000ヶ所あるので、8000ヶ所×7千万円＝5600億円を「口腔ケア」だけで国の医療費を削減できたことになりませんか？

それも、新しく誰かを介護施設に雇用し人件費を費やしたわけでもなく、介護職員をやる気にさせてたった週2回、簡単な技法で舌・入れ歯・自歯をキレイにするだけでいいのです。


これをヒントに、2016年に「口腔ケアマイスター」の資格制度を民間レベルで創設し、この3年間で約550人の職員さんが資格取得されて全国で技法伝授に邁進しながら成果を出していらっしゃいます。必ず、結果が出る技法なので職種を問わず誰でも簡単に出来ることから評判がいいようです。


あんなこんなの状況の中ではありましたが、私は石川県歯科医師会立の歯科衛生士専門学校を卒業したことで、金沢は第2の故郷であることから、Ｔｅｅｔｈ Ａｉの2号店は、ぜひ、金沢市内に開業したい夢は前々から持っていました。

とにかくケア用の椅子や家具、機器類等、設備投資にかかる費用はなるべく抑え、立地条件は金沢市内でも中心地の繁華街にオープンしたかったのです。

2009年に始めた「オーラルキャリアアカデミージャパン」の独立開業歯科衛生士アカデミーの卒

業生24名が、今後開業しやすいように金沢をモデル店にしようと考えています。「健康産業」としては、「介護産業」にも劣らぬ費用対効果が大きいことから社会貢献度も高く、資金面での応援は喜ばしい限りです。

その上、経済産業省所管となれば、なおさら医療器具や機器を必要としない分、低コストでオープンできるメリットは大きいそうです。

サロンのサービスは、ほとんどが施術サービスです。歯ブラシと施術者の手による技術です。技術をマスターする教育を徹底すれば、利益率も高く、他には類を見ない業態とのこと。

最終的にいつも聞かれるのが、

「医療機関ではないので特に歯科衛生士でなくてもいいのではないでしょうか?」

この質問に対して、私は、

「私達がサロンサービス施術として独自に考案した技法が合計7つあります。その中には介護現場で介護職員向けに応用できるのは3技法あります。これは資格がなくても誰でもできますが、サロンでしか使えない4つの技法（①SEIDA式ウエルネスブラッシング法、②SEIDA式ナチュラルホワイトニング法、③SEIDA式歯ぐきパック&マッザージ法、④大塚式ポケットクリーニング法）だけは、歯科衛生士の資格を持っている人しか伝授しないと決めている」

と伝えました。

サロンでは、薬品や機械も使わず、歯ブラシと歯みがき剤しか使いません。雑貨とクリームを上手に使いこなし、素早くお客さんの口の中をキレイにする純粋な「口腔ケアサービス業」です。

全国どこにもない業態を富山で最初に根付かせるには、当初広告宣伝費は惜しみなく使いました。歯科医院の医療機関では無いことを強調しながら、人の口の中をキレイにするとその人の価値観・人生観をも変える事ができると知りました。

Ｔｅｅｔｈ Ａ·ｉ社員３名の歯科衛生士は、皆、口を揃えて「こんな素晴らしい仕事はない」「この仕事こそが日本の歯科衛生士を変える」とも言っています。

金沢香林坊店の店長・和田未来子は、２０１４年９月に当アカデミーを卒業し、その後第２子出産。市内のイベント活動をしながら子育て中。当社員として11月1日に採用。金沢市民みんなの口をキレイにしたいと、現在奮闘中。

新天地の金沢にＴｅｅｔｈ Ａ·ｉをデビューさせるための戦略として２０１８年１月新春企画として《家族みんなで健口に！口腔ケア教室》を開催しました。サロン室とは別の部屋で小集団で赤ちゃんから学童・中学生・成人・高齢者・介護家族対象に、それぞれのライフステージに応じた「口腔ケア教室」を参加費低価格で開催しました。

アメリカの落とし子と言われた「歯科衛生士」は、日本の法律では看護師と同じ、昭和23年に法律に明記されましたが、看護師さんとは比較にならず、知名度、社会貢献度、抜群に優秀医療職ですよね。歯科衛生士と言えば、未だに「何する人？」と聞かれることもしばしば……。「健口世界一」を夢見て当アカデミー卒業生は、日々自己研鑽を積んでいます。「看護師さんを越えたい！」と頑張っています。

現在のＴｅｅｔｈ Ａ･ｉ加盟店は、富山から金沢へ。金沢から京都へ。京都から名古屋へ。名古屋から東京へと、新幹線に乗って日本の本土をまわっているところです。

また他の卒業生は、大阪、千葉、福岡の中心街でそれぞれの持ち味を活かしながら「口腔ケアサービス業」を提供しています。

最後に、国家資格を用いて歯科衛生士業ができるもう一つの社会貢献についてお話しします。歯科衛生士法第2条の第3項に書かれている「歯科衛生士の名称を用いて歯科保健指導ができる」です。

具体的には、口腔ケアの重要性や健口の普及活動です。これまでは、要介護者さんへのアプローチについて書きましたが、予防の視点でできる健康な人へのアプローチです。

私が行っている民間レベルの予防活動です。

２０１５年11月に命名した芸名「『おんなきよまろ』です。介護予防で地域包括支援センターからの依頼で公民館を回っていた時のある地域の区長さんが名付けてくださった芸名です。

現在月2~3回程度、老人クラブや地域サロンの元気な高齢者さんを対象に、「おんなきよまろ爆笑90分ライブ」〝おもしろ健口長生きのひみつ!〟と題して、公演活動を展開しています。笑いをふんだんに導入したお話には人が集まります。今では引っ張りだこです。

笑うことは授業にもいいと、今では小学校や中学校・高校と年齢層も広がり、「笑育」として授業にも参画しています。

ただ、この芸名を使って公演活動するのは、65歳~70歳までと、デビューした日に引退宣言も同時にしました。

平成29年11月、富山県内のKNBテレビ放送の65周年記念番組が放映されました。（11月26日（日）午後4：35分からの1時間番組です。「KNBふるさとSP ビバ！シルバー輝く時をゆく～4人の物語」です。

3日間密着取材でしたが、最後に「何故70歳で引退するのですか？ その後何をして暮らすのですか？」という質問がありまして、「70歳からやりたいことは、『患者マッチング』事業です。サロンのお客さんは最終的にどこの歯医者さんがいいか私達に聞かれるので大変困っているのです。この悩みを解決する方法をよーく考えたのです」と答えました。

商工会議所が頻繁に企画しているビジネスマッチング法を学習しました。これを事業化できれば、実は助かる人が多いのです。

私も70歳・80歳と健康で健口でいる限り、「患者マッチング」を全国展開し事業化していきたいと希望を持っています。無論、アカデミー卒業生も各地で実践できるよう努力を惜しみません。どうぞ、全国のこの記事を読まれた方々へ、是非、暖かいご支援を賜りたく、よろしくお願いいたします。

県職員時代に学んだ、市民・消費者レベルで仕事することの重要性や、その人に寄り添う気持ちを常に持ち続けていれば、自ずと見えなかったものが見えて来ると言うことです。

そうこうしている内に早や、私は、もう68歳になりました。

最後に、アカデミー卒業生24名に教えた、お客様への「9つのサービス理念」を書きます。

私達は、

一、無償の愛で接し
一、常に謙虚さを忘れず
一、信頼を大切に
一、どんなことをも受容し
一、人々を喜ばせ
一、純真で私欲も持たず
一、常に創造性に富み
一、常に希望を抱かせ
一、何事にも感謝の心で接します

以上が、オーラルキャリアアカデミージャパン卒業生に贈る言葉です。

日経産業新聞　9
2017年（平成29年）12月14日（木曜日）
【第三種郵便物認可】

（医療・ヘルスケア）

医療・介護 最前線

歯科衛生士事務所ピュアとやま（富山県）

高齢者の口ケア 肺炎予防

独自の口腔（こうくう）ケアで、高齢者の誤嚥（ごえん）を予防―。歯科衛生士事務所ピュアとやま（富山市）は、富山県内の老人ホームなど介護施設で口腔ケアのやり方を指導し、誤嚥性肺炎による入院者を激減させた実績を持つ。

気管に入ってしまった食べ物などの細菌が原因となる誤嚥性肺炎。高齢者の死亡原因となることも多い病気を予防するのが、精田紀代美代表が考案したケアの技法だ。

特別な道具は使わない。まずは、通常の歯磨きとは別に、口の中の細菌を減らすために週2回行う歯や舌の磨き方を教える。続いて、血流を良くするための口の中のツボマッサージ。さらに、機具を使わずに痰（たん）を出す手法。3つのケア方法を段階を追いながら、施設に勤める介護職員に伝える。

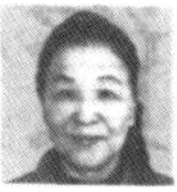
精田代表

続けているうちに「唾液がサラサラになる」というセイダ式の技法の効果は数字に表れる。09年から特別養護老人ホームや老健施設など介護施設での指導を始め、13年には委託契約を受けた富山県内10カ所の施設すべてで誤嚥性肺炎での入院件数がゼロとなり、現在も継続中だという。

精田代表自身も「ビックリした」というほどの数字だが、コツは「だれにでも簡単にできる」ことだ。富山県職員として30年間保健所に勤務して県民の健康管理に携わってきた経験を持つだけに、「やり方をきちんと覚えて、続けていくことが肝心」と話す。

施設での指導は、職員全員を対象として2日間行うことが基本となる。当初はリーダー役のみの研修だったが、効果はあがらずに全員で学ぶ方式に改めた。初日は歯ブラシの使い方などを説明し、職員同士がお互いの口の中をケアしてみることで磨き方を確認する。2日目に、実際に職員が入居者にケアを施す中で、注意点などを指摘する。その後は、定期的に指導を続ける。

「私はやり方を教えるだけ。実際にケアしているのは、職員の人たち」と精田代表。誤嚥性肺炎が減ることは、インフルエンザやノロウイルスの感染も少なくなることにもつながり、「結果が出ることで、士気は間違いなく高まる。仕事にやりがいを感じることで施設の職員の離職率も減ってくる」と話す。

委託契約を受ける施設は現在、富山県内だけだが、18年からは石川県にも広げる予定。また、実績が評価され、月に2回のペースで東京や九州などの介護施設や歯科医院に招かれ、人材育成のための研修も行っている。

「誤嚥性肺炎は予防できる病気。特別なことではなく、家族でもできる口腔ケアで回避は可能」と精田代表。高齢者を介護する家族向けの講習会で講演することも多い。自治体などが主体となった福祉セミナーなどでは、笑いを交えながらの漫談形式のステージもこなすなど、独自の技法の普及活動も続ける。

（富山支局長　伊藤新時）

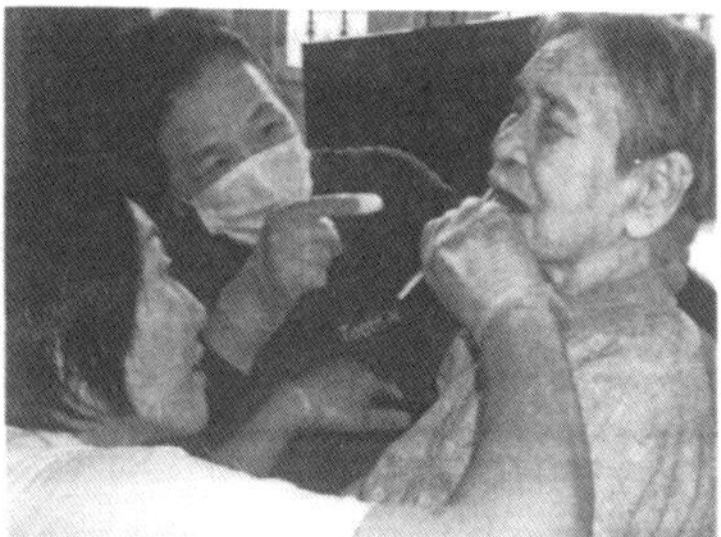
口腔ケアの徹底で誤嚥性肺炎での入院が激減した（ピュアとやま提供）

《施設概要》

▽所在地	富山市五福 531の4
▽電話番号	076・481・8020
▽開設	2001年
▽職員数	6人
▽概要	口腔全般に関する予防、口腔ケア普及のための研修・教育、口腔ケア説明商品の販促

中日新聞　2016年(平成28年)3月16日(水曜日)　愛 くらし 20

生活

介護・シニア

自分でできる3技法紹介

誤嚥性肺炎防ぐ口腔ケア

2月3日付生活面で、独自の口腔ケア指導で誤嚥性肺炎の入院を減らした「歯科衛生士事務所ピュアとやま」（富山市）の取り組みを紹介したところ、「具体的な方法を教えて」との声が本紙生活部に寄せられた。歯科衛生士や介護施設の職員向けに指導をしている技法のうち、自分でできるケアを、代表の精田紀代美さん(65)に聞いた。

（稲田雅文）

歯の磨き方

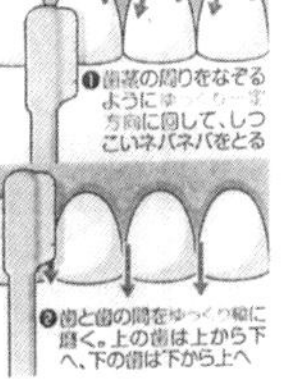

一つ一つの口腔ケアを簡単にした上で、週二回実施すれば清潔さが維持できるようにしたのが特徴。歯の磨き方と舌掃除、歯茎マッサージの三点は次の通り。

◇歯磨き

「細菌などが膜になっているバイオフィルムを取るのが大切」と精田さん。歯茎の周りと歯と歯の間を重点的に磨くと効果的だ。

精田さんが薦めるのは、硬めで毛先を丸く加工した歯ブラシ。磨き粉は研磨剤の少なめのものを使う。ブラシをぬらさず磨き粉を付け、歯ブラシを縦にして歯茎の周りをなぞるように三回磨く。歯と歯の間も歯ブラシを縦にして使い、上の歯の場合は上から下へ、下の歯の場合は下から上へ、少し強めに三回磨く。歯の裏側も同様に。

歯茎のマッサージ

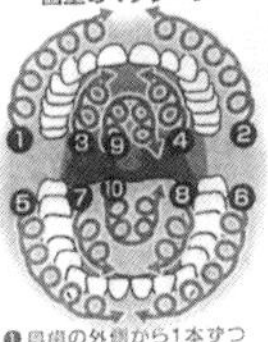

❶奥歯の外側から1本ずつ「の」の字を書くようにマッサージをする
❷内側まで終わったら、ほおもマッサージ

◇舌掃除

誤嚥性肺炎が激減したのは、施設職員に舌掃除をきちんとしてもらったことが大きいという。シリコン樹脂製のタン（舌）クリーナーを使用し、舌の中央部を重点的に掃除する。奥から圧をかけながらなぞり、舌のひだの中にいる細菌をかき出す。中央三回、左右二回ずつ掃除する。

クリーナーは、一回ごとに透明なコップに入れた水で洗う。糸を引く透明な汚れが落ちていくのが分かる。「舌の掃除をしてお茶を飲んでみると、苦味や渋味を強く感じるはず」と精田さん。起床後、朝食前の掃除が効果的だ。歯ブラシで代用するのは、舌を傷つけるおそれがあるのでやめた方が良いという。

◇歯茎マッサージ

唾液をさらさらにし、のみ込む力を維持するのに有効。誤嚥性肺炎の予防に効果があり、健常者も機能維持のためにマッサージをすると良い。

「口の中には臓器に対応した四十ものツボがある。マッサージでツボを刺激することで、歯茎や粘膜の血液の流れを改善し、口腔機能を向上させる」という。

滑りを良くするために、口腔用の保湿クリームを使う。人さし指で「の」の字を書くように、奥歯から順番に一本一本の歯茎に圧をかける。上の歯は上から下へ、下の歯は下から上へと指を動かす。歯の裏側や上あご、下あごも同様に。ほおのストレッチも効果的。人さし指を口に挿し入れてほおを外側に押し、伸ばしていく。「筋肉が交わっている場所なので、もむと食べ物を口の真ん中に寄せる力が増します」と話す。

6月29日に家族向け講座

ピュアとやまは6月29日、名古屋市中村区名駅4のウインクあいちで、介護中の家族向けの講座「家族さんができる口腔ケアとマッサージ法」を開く。

参加費は、材料代を含み6800円。申し込みは、はがきに〒住所、氏名、電話番号を書き、〒930 0887　富山市五福531の4「歯科衛生士事務所ピュアとやま」へ郵送する。ファクス＝076(481)8021＝でも受け付ける。

歯茎マッサージの方法が動画で見られます。スマートフォンで左のQRコードを読みとってください。アドレスを入力する場合はhttp://chuplus.jp/

創刊2016（日刊）
中日新聞
中日新聞社
名古屋市中区三の丸一丁目6番1号
〒460-8511　電話 052(201)8811

おわりに

「そもそも何のために日本社会に歯とお口のケアサロンを創ろうと思ったのですか？」

メディア関係の方からの最も多い質問です。私はいつも、

「歯科衛生士になろうと決意した高校3年の時、学校の図書室にあった『職業紹介一覧』の厚い本に、『歯科衛生士は予防で独立できる』と書いてあったからです」

と答えています。本の中の「歯科衛生士は独立できる」、この一行に魅かれたのです。

しかし、専門学校に入学して授業を受けているうちに、歯科衛生士は歯科医院の中で歯科医師の直接の指導の下で診療補助業務する人に他ならないということが分かってきました。

この事実を知ったのは専門学校に入ってすぐのことでした。

就職先も歯科医院しか求人がありません。たまたま両親から「家に戻って来なさい！」と言われたときのことでした。県の保健所に新規採用の求人を知り、採用試験を受け、合格した私は「富山県富山保健所」に地方公務員として恵まれた環境で30年間フッ素塗布等の仕事に就けたのです。

50歳で公務員生活に飽き、独立開業の道を選び、何とか高校のときの「独立」の思いを遂げたいと考えたのが２００１年でした。

1989年の平成元年に「歯科衛生士法」の改正があり、「歯科衛生士の名称を用いて歯科保健指導ができる」と言う条文が追加されたとき、私の過去の思いが蘇って願いがより強くなったことを覚えています。

これが、日本で生まれた「歯科衛生士」の本業となりうる確信となりました。

そもそも、日本の歯科衛生士業は、敗戦直後の激動時代にアメリカからそのまま輸入したと言われています。別の言い方をすると、「アメリカの生みの落とし子」です。

昭和23年に「歯科医師法」「保助看法」と「歯科衛生士法」は同時に施行されているのですが、その後、歯科衛生士だけはなかなか日本の社会には受け入れにくい職業のようでした。理由は、私の持論ですが、もともと日本で誕生した職業ではないことが大きく影響しているのではないかと思います。

そんな思いを高校3年生のときから50年間も持ち続けているのです。

本の出版は長年の希望でした。何度か挑戦したい気持ちもありましたが、日本の歯科業界や歯科衛生士の動向を考えると出版には勇気が要ります。大きな圧力にも耐えうる気力、ゆとりも必要です。

65歳から5年間「おんなきよまろ」の芸名を使って、おもしろおかしく口腔ケアの大切さを普及しようと考えたとき、「みやざき中央新聞」編集長の水谷謹人（もりひと）氏から「おんなきよまろ講演」の取材がありました。

そして、新聞掲載後に「本を出版したらどぉ?」と声掛けをしていただいたことが、私の心の奥底に眠っていた「度胸」が芽生えたのです。

この本に書いた出来事は全て事実です。事実を誇張せずにそのまま書きました。内容によっては腹立たしく思われる人も現れるでしょう。それも覚悟のうえで書きました。一般の消費者の立場で仕事をしている以上は、現場で見聞きしたことや経験したことは私にとっても一般消費者にとっても何よりの宝だからです。

サロン開業前に1000人の人の歯をみがいたとき、現場で見聞きしたこと、体験したことが最初の私の宝になりました。公務員時代の机上の空論と違って、現場重視で考え出した知恵が今の仕事の原動力です。

「富山型セイダ式誤嚥性肺炎入院ゼロ達成」も介護現場で得た宝によって考案された技法であり、それによって肺炎入院ゼロ達成に成功したのです。何でもない、無理のない簡単な方法で予防ができるのです。

この活動を、私は元気な限り後輩を育成しながら取り組んで行くつもりです。皆様の応援も大きなエネルギーになります。

私は今から10年前に乳癌を患い手術を受けました。そして10年後の平成30年8月に子宮癌を患い手術を受けました。先生に「体質だね」と言われました。私の曾祖母が、私と同じ年に同じ臓器の癌を患い、88歳のとき胃癌で亡くなっています。

私は、「きんさんぎんさん」の年まで元気でいたい目標を持っていましたが、どうもその年までは生きられないかもしれないと思うようになりました。

それならばと、元気な間に私の使命としてやらなければならないことの目標を立てることにしたのです。

その1．全国に口腔ケア専門のサロンを10か所に増やすこと。
（現在は、富山・一宮・京都・金沢の4店舗）

その2．歯科衛生士の独立開業のアカデミー（専門学校）の確立及び創設。

その3．歯医者さんを探すことに困っている消費者のために「患者マッチング」事業を創設。

この3つです。

単なる民間の個人事業主ですが、小さな個体でも束ねれば強い組織団体になりうると思うのです。

私の思いの結晶であるこの本を日本の社会に紹介できたことは何よりの喜びです。

どうか一人でも多くの方々に、地域の身近な口腔ケア専門サロンに来ていただき、お口の健康は全身の健康に繋がってゆくことを知って、広めてくださいますようお願いいたします。

<著者プロフィール>

精田 紀代美（せいだ きよみ）

歯科衛生士。

1950年（S25年）8月18日生まれ。富山県出身。

2001年(H13年）に30年間勤務していた富山県保健所を退職。その後、現在の「歯科衛生士事務所ピュアとやま」を開設して独立し、地域に密着した歯科保健活動を展開している。介護保険報酬が改正された 2006年からは、介護職員の研修が増え、2015年には、独自に開発した【結果が出る「富山型誤嚥性肺炎入院 0人達成のための 3つの口腔ケア技法」】を学会で発表した。県内外へ出張し、高齢者施設の専門職の人たちに「効果的な口腔ケアの技法」を伝授し、人材育成を図っている。また、各種団体から講師として依頼される、口腔ケア講演についても、スケジュールを調整し、県内各地や全国を飛び回っている。

健口長生きのひみつ

著　者	精田 紀代美
企画・巻頭文	水谷 もりひと
発 行 者	池田 雅行
発 行 所	株式会社 ごま書房新社 〒101-0031 東京都千代田区東神田 1-5-5 マルキビル 7F TEL 03-3865-8641（代） FAX 03-3865-8643
カバーデザイン	（株）オセロ 大谷 治之
D T P	ビーイング 田中 敏子
印刷・製本	精文堂印刷株式会社

ISBN978-4-341-08724-1 C0047

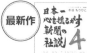

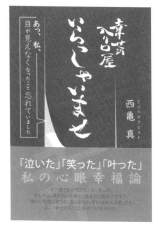